DE

L'ALLAITEMENT ARTIFICIEL

PAR

Le Dr A. B. MARFAN

PROFESSEUR AGRÉGÉ A LA FACULTÉ DE MÉDECINE DE PARIS
MÉDECIN DES HÔPITAUX

PARIS

G. STEINHEIL, ÉDITEUR

2, RUE CASIMIR-DELAVIGNE, 2

1896

DE
L'ALLAITEMENT ARTIFICIEL

DE

L'ALLAITEMENT ARTIFICIEL

PAR

Le Dr A. B. MARFAN

PROFESSEUR AGRÉGÉ A LA FACULTÉ DE MÉDECINE DE PARIS
MÉDECIN DES HÔPITAUX

PARIS

G. STEINHEIL, ÉDITEUR

2, RUE CASIMIR-DELAVIGNE, 2

1896

AVANT-PROPOS

Je publie dans ce petit livre les leçons sur l'allaitement artificiel que j'ai faites au mois de novembre 1895 à la Clinique des maladies de l'enfance. J'ai joint à la substance de ces leçons une série de documents qui n'ont pu trouver place dans l'exposition orale, car ils l'auraient trop surchargée.

Ce livre n'est pas destiné au grand public ; il s'adresse uniquement aux médecins. Ceux-ci verront clairement quel but je me suis proposé et quelle méthode j'ai employée pour l'atteindre. A eux d'apprécier si mes efforts n'ont pas été tout à fait vains.

PREMIÈRE LEÇON

Les microbes du lait.

Supériorité de l'allaitement maternel sur l'allaitement merce-
naire et sur l'allaitement artificiel. — Les nourrices. — Les
difficultés et les dangers de l'allaitement artificiel.

I. *Les microbes du lait.*

Microbes saprophytes. — Ferments du sucre de lait. — Ferments
de la caséine. — Microbes des laits colorés, des laits amers,
des laits filants. — Les poisons du lait.

Microbes pathogènes. — Transmission des maladies infectieuses
par le lait (Tuberculose, fièvre aptheuse, pneumonie, fièvre
typhoïde, etc.).

Je veux consacrer les premières leçons du samedi
à l'étude de l'allaitement artificiel ; et, à propos du
choix de ce sujet, je ne m'attarderai pas à en faire
sentir l'importance, mais je me défendrai contre un
reproche qu'on pourrait m'adresser. Tout médecin
qui étudie l'allaitement artificiel et cherche à le per-
fectionner peut être accusé de provoquer l'abandon
de l'allaitement maternel. Pour qu'il n'y ait aucun
malentendu sur ce point, je donnerai en quelques
mots ma manière de voir sur le fond de la question.

Toute mère doit nourrir son enfant ; voilà la règle
primordiale de l'allaitement. Ce qu'il faut au nou-

veau-né et au nourrisson, c'est le lait de sa propre
mère. Le lait d'une étrangère ne s'adapte pas aussi
bien aux besoins de l'enfant et n'est pas susceptible
d'une aussi parfaite digestion ; la nature a sans doute
établi une relation entre les sucs digestifs du nourrisson et le lait maternel. Quoiqu'elle soit bien mécon-
nue de nos jours, cette vérité n'est pas nouvelle. Un
vieil auteur, Jacques Guillemeau, s'exprimait ainsi à
la fin du XVIᵉ siècle : « Le plus expédient serait que
» l'enfant fut nourri de sa propre mère, plutôt que
» d'une étrangère, pour ce que le lait, qui n'est que
» le sang blanchi (duquel il a été fait et nourri neuf
» mois au ventre de sa mère) lui sera toujours plus
» familier que celui d'une autre femme. Si la propre
» mère le peut nourrir, elle sera appelée mère en-
» tière, ce qu'elle ne doit refuser... » (1)

La loi naturelle veut donc que toute mère nour-
risse son enfant.

En fait, la loi naturelle est violée très souvent,
beaucoup trop souvent. L'égoïsme des riches, l'amour

(1) Extrait de l'édition de 1643 : *De la grossesse et accouchement
des femmes ; du gouvernement d'icelles et moyen de survenir aux
accidents qui leur arrivent ; ensemble de la nourriture des enfants;*
par feu Jacques *Guillemeau*, chirurgien ordinaire du roi ; revu et
augmenté de figures en taille douce et de plusieurs maladies
secrètes avec un traité de l'impuissance et un autre de la géné-
ration par M. Charles Guillemeau, médecin ordinaire du roi (fils
du précédent), à Paris, chez Jean Jost, rue Saint-Jacques, au
Saint-Esprit. MDCXLIII, in-8°.

du lucre des pauvres, parfois la faiblesse du médecin conspirent pour enlever l'enfant à sa mère.

Certes, il y a des cas où l'allaitement maternel est impossible ; mais les seuls où une mère a sûrement le droit de ne pas allaiter son enfant sont ceux où elle est atteinte d'une maladie sérieuse, telle que la phtisie, le cancer, une maladie organique du cœur ou du rein, et ceux où il existe une affection de la mamelle d'une certaine durée, ou encore une malformation du mamelon impossible à corriger. Si je traitais de l'allaitement naturel, j'exposerais en détail la casuistique des contre-indications par maladies. Celles-ci mises de côté, le motif le plus souvent invoqué, pour excuser l'abandon de l'enfant par la mère, est le défaut de la sécrétion lactée ; on entend dire souvent : « Je désirais allaiter mon enfant ; je n'ai pas pu, parce que je n'avais pas de lait ». Or, le nombre des femmes bien portantes à qui l'allaitement est interdit par défaut de lait est beaucoup moins considérable qu'on ne le suppose. Il est vrai qu'une femme primipare, appartenant à une famille où, depuis plusieurs générations, l'habitude d'allaiter est perdue, éprouve certaines difficultés dans le début de la nourriture ; mais si elle est saine, surtout si elle est bien dirigée, elle arrivera à surmonter ces difficultés ; c'est ce que M. le professeur Pinard et ses élèves ont très heureusement montré. Je reviendrai sur ce point en parlant de l'allaitement mixte.

Quoi qu'il en soit, lorsqu'une mère ne peut pas allaiter son enfant, le mieux, si cela est possible, est de prendre une nourrice. Le lait d'une autre femme sera toujours bien supérieur à celui d'un animal. Mais qu'on songe qu'en prenant une nourrice étrangère, on sépare ainsi deux enfants de leur mère !

Il y a deux sortes de nourrices : la nourrice *sur lieu* qui habite avec les parents du nourrisson ; la nourrice *à distance* qui emporte l'enfant chez elle, et qui se paie beaucoup moins que la première.

Pourtant, il ne faut accepter que la nourrice sur lieu qui, seule, peut être surveillée de très près. Il faut repousser la nourrice à distance qui n'est soumise à aucun contrôle sérieux, la bienfaisante loi Roussel étant d'une application difficile ; la nourrice a distance donne fort peu le sein ; elle allaite surtout avec du lait de vache ; elle fait prendre aussi des soupes, des bouillies et toute espèce d'aliments et cela dès les premiers jours de la vie. L'allaitement par une nourrice à distance n'est pas supérieur à l'allaitement artificiel; bien plus, dans les conditions actuelles, je n'hésite pas à dire qu'un allaitement artificiel bien dirigé me paraît préférable à l'allaitement par une nourrice à distance.

Lorsqu'une mère ne peut allaiter son enfant, lorsque sa situation de fortune ne lui permet pas de prendre une nourrice sur lieu, force est de recourir à l'allaitement artificiel.

Dans les grandes villes, où bien des mères sont obligées de quitter leur foyer pour travailler et gagner leur vie, où la pauvreté et les conditions de la vie créent parfois un état de misère physiologique qui les rend inaptes à nourrir, l'allaitement artificiel est trop souvent l'unique ressource. C'est le seul auquel on puisse recourir lorsqu'une mère syphilitique ne peut elle-même nourrir son enfant ; dans ce cas, il faut se garder de confier le nourrisson à une nourrice saine, car celle-ci aurait beaucoup de chances de contracter la maladie.

Nous devons donc étudier l'allaitement artificiel de manière à pouvoir le diriger dans la meilleure voie possible. Pour nous, d'ailleurs, le problème se pose avec urgence. Dans la crèche qui est annexée à la Clinique, nous ne pouvons recevoir que les nourrissons sans les mères ; on ne nous laisse par suite que des enfants déjà soumis à l'allaitement artificiel et auxquels nous ne pouvons que continuer ce mode d'alimentation.

Étudions donc les règles de l'allaitement artificiel. Ces règles sont compliquées ; elles le sont aujourd'hui plus que jamais ; plus que jamais aujourd'hui, il est vrai de dire que c'est tout un art, un art difficile, que d'élever un enfant sans le secours du sein maternel.

Quelle différence entre l'allaitement artificiel et l'allaitement naturel, où tout est simple, facile, sans péril ! Lorsque l'enfant est nourri au sein, le lait passe directement dans sa bouche et ne peut être contaminé et corrompu par les germes extérieurs ; il est presque aussitôt digéré que secrété. La composition du lait de femme aux diverses phases de l'allaitement est telle que ce lait est facilement digéré par l'estomac et l'intestin du jeune enfant ; la caséine, le beurre, le sucre, les sels y sont dans les proportions et sous les formes qui conviennent aux sucs digestifs du nourrisson.

Dans l'allaitement artificiel, nous trouvons des conditions opposées, et nous touchons ici les deux principaux dangers de ce mode d'alimentation :

1° Le lait animal que l'on emploie est toujours souillé par des micro-organismes qui le corrompent ; et la corruption du lait est d'autant plus avancée qu'on est plus éloigné du moment de la traite ;

2° Par sa composition, d'ordinaire très différente de celle du lait de femme, le lait animal est d'une digestion difficile, parfois impossible.

Telles sont les deux grandes causes d'insuccès dans l'allaitement artificiel ; telles sont les deux grandes causes de la gastro-entérite des nourrissons, qui est le facteur principal de l'effroyable mortalité des enfants du premier âge.

Avant de tracer les règles de l'allaitement artificiel, il faut étudier ces deux difficultés et les moyens de les résoudre ; il faut en premier lieu chercher les meilleurs moyens de purifier le lait animal et de l'empêcher de se corrompre ; il faut, en second lieu, se préoccuper des moyens propres à transformer le lait animal et à lui donner une composition qui se rapproche autant que possible de la composition du lait de femme.

Dans tout ce qui suit, j'aurai surtout en vue l'allaitement avec le lait de vache ; l'emploi de celui-ci est en effet le plus courant et d'ailleurs le seul vraiment pratique ; on en trouvera les raisons dans le cours de cet exposé (1).

LES MICROBES DU LAIT.

Pour aborder avec fruit l'étude des procédés de stérilisation, il faut au préalable connaître les causes de corruption du lait. Quand on veut détruire un ennemi, il est essentiel de connaître cet ennemi, et voilà pourquoi nous devons esquisser ici l'histoire des microbes du lait. Quoiqu'elle renferme encore bien des lacunes, cette histoire est déjà féconde en déductions pratiques et elle offre un intérêt qui dépasse la question de l'allaitement artificiel.

C'est une des données importantes acquises de nos jours : le lait, quelle que soit sa provenance est toujours souillé par la présence de microorganismes

(1) Voir la troisième leçon.

qui y pullulent, pour la plupart, avec une extrême activité. La rapidité de multiplication des microbes dans le lait est mise en lumière par une expérience de M. Miquel (1). Du lait, trait à 6 heures du matin, contenait deux heures après 9000 bactéries par centimètre cube ; puis des examens successifs décèlent les chiffres suivants :

Arrivée au laboratoire. . . .	9.000	bactéries
Une heure après.	21.750	—
Deux heures plus tard. . . .	36.250	—
Sept heures plus tard	60.000	—
Neuf heures plus tard	120.000	—
Vingt-cinq heures plus tard. .	5.600.000	—

La pullulation des bactéries est favorisée à un très haut degré par la chaleur. M. Miquel a trouvé que, dans un même lait, après 15 heures, le nombre des bactéries était de 100.000 par centimètre cube à 15°, de 72.000.000 à 25°, de 165.000.000 à 35°.

Quels sont ces microbes? D'où viennent-ils? Altèrent-ils le lait de manière à le rendre impropre à l'alimentation du nourrisson ou à le rendre toxique? Et parmi eux en existe-t-il de pathogènes?

En ce qui concerne l'origine de ces microbes, une question se pose qu'il nous faut d'abord résoudre.

(1) *Annales de micrographie*, 1890.

§ 1. — Le lait d'un animal sain, recueilli d'une manière aseptique, est-il privé de microbes ?

C'est une loi générale établie par Pasteur que les tissus et les humeurs d'un être vivant sain, lorsqu'ils ne sont pas en contact direct avec le milieu extérieur, sont dépourvus de germes. Cette loi est contestée de temps à autre ; cependant, jusqu'ici, elle n'a pas été entamée. Le lait nous offre là-dessus un intéressant exemple.

Les premières recherches avaient permis de conclure que le lait contenu dans la mamelle d'un animal sain et recueilli d'une manière aseptique est privé de microbes (1). Cette conclusion, d'abord confirmée par la plupart des expérimentateurs, fut remise en question par le travail de Lehmann et Schulz pour le lait de vache et celui de Cohn et Neumann (2) pour le lait de femme.

Ces travaux montrèrent que le lait, provenant de sujets sains et recueilli très proprement, renferme des micro-organismes 19 fois sur 20 environ ; le plus souvent ce sont des staphylocoques blancs, quelquefois des staphylocoques dorés. Des résultats

(1) DUCLAUX, *Chimie biologique*, 1883, p. 60 et 61.
(2) COHN et NEUMANN, Ueber den Keimgehalt der Frauenmilch, *Virchow's Archiv*, Bd. 126, 1891.

semblables ont été obtenus par divers auteurs (1).

Mais si on examine les conditions dans lesquelles ces résultats ont été obtenus, on en peut conclure, avec M. Genoud, qu'ils n'infirment pas la loi de Pasteur. En effet, tous les observateurs précédents s'accordent à reconnaître que les premières portions du lait recueilli renferment seules des germes et que les suivantes sont d'ordinaire stériles ; ils s'accordent à reconnaître que les bactéries trouvées dans le lait ne se rencontrent qu'à l'orifice ou à la périphérie des canaux galactophores, non dans la profondeur de la mamelle, et que par suite elles ne peuvent altérer le lait renfermé dans la glande.

Cette localisation des bactéries à la surface prouve qu'elles viennent de l'extérieur ; leur présence est indépendante de la secrétion lactée et n'est pas le fait d'une élimination à travers la glande mammaire. Elles viennent soit de la peau voisine des orifices du mamelon, soit de la bouche de l'enfant, habitats ordinaires des staphylocoques. Exception faite de M. Honigmann, on admet aussi que ces microbes sont dépourvus de virulence lorsque la nourrice et le nourrisson sont en bonne santé. Enfin M. Genoud a

(1) Honigmann, *Hyg. Rundschau*, III, n⁰ 22, 15 novembre 1893. — Palleske, *Virchow's Archiv*, t. 130, fasc. 2. — Ringel, *Münch. med. Woch.*, 1893, n⁰ 27. — Knochenstiern, *Revue des sciences médicales*, 1894 ; 15 juillet, t. 44, p. 151. — Genoud, Thèse de Lyon, 1894. — Charrin, *Soc. de biologie*, 1894.

montré que si on parvient à réaliser l'asepsie du mamelon, ce qui est très long et très difficile, le lait recueilli est complètement stérile. En somme, seules les premières gouttes de lait dégluties par le nourrisson sont souillées par un petit nombre de bactéries ; la masse du lait ingérée est stérile et intacte. On peut donc admettre que ces bactéries n'ont aucune influence nuisible sur l'organisme où d'ailleurs les sucs digestifs normaux les détruisent sans doute en grande partie.

§ 2. — Origine des microbes du lait.

En réalité, pour le plus grand nombre, les microbes du lait ont les deux origines suivantes :

1° Ils proviennent le plus souvent de la souillure du lait par l'acte de la traite ou par les manipulations qui l'ont suivie.

2° Plus rarement les microbes du lait proviennent de la femelle laitière elle-même atteinte d'une maladie infectieuse, les germes de cette maladie pouvant rendre le lait virulent.

Les premiers sont d'ordinaire des microbes saprophytes, très répandus dans la nature ; ils ne sont point pathogènes, mais ils corrompent le lait et lui communiquent ainsi des propriétés plus ou moins toxiques. Parfois et par exception, une souillure accidentelle peut introduire dans le lait des microbes pathogènes.

Les seconds, c'est-à-dire les microbes qui proviennent d'une maladie de la femelle laitière, sont presque toujours des microbes pathogènes pour l'homme, ils peuvent infecter les sujets qui boivent le lait qui les renferme ; de sorte que le lait apparaît aujourd'hui comme un des agents de la transmission des maladies infectieuses.

J'étudierai successivement les microbes saprophytes et les microbes pathogènes du lait.

1. — *Les microbes saprophytes du lait.*

(Agents de fermentation et de putréfaction du lait).

Les saprophytes du lait proviennent toujours d'une souillure accidentelle, pendant ou après la traite. C'est ici le lieu d'énumérer les causes de contamination du lait de vache recueilli dans les conditions ordinaires. Ces causes sont nombreuses et on peut dire que la souillure du lait est inévitable (1).

Nous avons vu déjà qu'à son issue même de la glande mammaire, à l'orifice des canaux galactopho-

(1) Le lait, dit très bien M. Rodet, est en somme une partie d'un organisme rejetée dans le monde extérieur, qui, si elle n'est pas utilisée par un autre organisme ou protégée par une intervention toute spéciale doit faire retour au monde minéral par la série des mutations chimiques qui constituent la fermentation et la putréfaction. C'est le plan de la nature ; et pour y satisfaire, les agents de ces opérations chimiques sont répandus partout, prêts à attaquer le lait comme toute matière organique privée de vie. (RODET, De la stérilisation du lait, *Lyon médical*, 23 et 30 décembre 1894, 6 et 13 janvier 1895).

res, le lait pouvait être souillé par les microbes de
la peau normale ; c'est là une première cause de contamination ; mais elle est vraiment négligeable, eu
égard à la puissance de celles que je vais indiquer.

La personne qui fait la traite n'a pas les mains
propres et le pis de l'animal est souvent souillé par
les matières fécales, le foin, l'herbe et la paille qui
forment sa litière : voilà la cause la plus efficace de
contamination (1). En outre, le lait est recueilli dans
des vases qui ont pu être salis de bien des façons, par
des lavages avec de l'eau impure en particulier :
autre cause de contamination. Dans un but de falsi-
fication, le lait peut être additionné d'eau impure ou
de diverses substances renfermant des germes : nouvelle cause de contamination.

Naguère, on accusait surtout le contact de l'air de
souiller le lait ; or c'est là la cause de souillure la
moins efficace. « Relativement à ces sources de
contamination, dit M. Duclaux, l'air ne compte
pour ainsi dire pas, et si on l'accuse souvent, c'est
ou bien qu'on ne se rend pas compte de son peu d'importance, ou bien qu'on veut se dispenser des soins
de propreté qu'il est possible de prendre, sous pré-

(1) Par la centrifugation, Soxhlet a isolé dans le lait de vache
les impuretés suivantes : des excréments, des poussières, des par-
celles de foin, d'herbes, de pailles, des bactéries dont les unes
provoquent la formation d'acide lactique et d'acides gras, d'autres la formation des ptomaïnes, de toxines, de gaz (*Münch. med.
Woch.*, 1891, p. 31).

texte qu'il est inutile de détruire les germes des vases du moment qu'on reste exposé aux germes de l'air. C'est la malpropreté des laitiers et des laiteries qui est la cause à peu près unique des difficultés de conservation du lait » (1). Voici des expériences qui prouvent que la souillure du lait vient d'un contact impur, médiat ou immédiat, et non de l'air.

Feer stérilise deux échantillons de lait contenu dans deux tubes à culture; après stérilisation, un des tubes est fermé avec de l'ouate, l'autre est librement exposé à l'air ; au bout de vingt-quatre heures, on ensemence les deux échantillons et on trouve que le nombre des colonies qui se développent est sensiblement le même pour les deux. Seiffert, Heubner et Langermann (2) ont obtenu des résultats semblables. Répétant l'expérience de Feer, j'ai vu que le lait stérilisé laissé à l'air libre, mais à l'abri de toute agitation, reste parfois longtemps, voire plusieurs semaines, sans se coaguler.

Les causes de souillure que nous venons d'indiquer expliquent la présence dans le lait d'une multitude d'organismes inférieurs ; la vie de ces êtres altère la composition de ce liquide. Nous allons examiner de quelle manière.

(1) DUCLAUX, *Principes de laiterie*, p. 54.
(2) LANGERMANN, Bactériologie du lait et des farines lactées. *Jahrb. f. Kinderheilkunde*, 1893, p. 88, et *Revue mensuelle des maladies de l'enfance*, 1893, mars, p. 143.

Pour l'intelligence de ce qui suit, je rappelle la composition chimique du lait. Le lait renferme :

1° De l'*eau* ;

2° Une substance albuminoïde, la *caséine* dont on fait le fromage. La caséine se coagule par l'action des acides, ou par l'action d'un ferment spécial qui existe dans l'estomac de l'homme et des mammifères, surtout abondant chez les jeunes sujets, et qu'on nomme *présure* ou *ferment-lab*.

Quelques chimistes soutiennent qu'il y a dans le lait deux matières azotées distinctes, la caséine et une albumine (lacto-protéine). M. Duclaux pense que cette distinction est due à une erreur d'interprétation et qu'il n'y a dans le lait qu'une seule matière albuminoïde, la caséine ; celle-ci, comme les autres substances quaternaires, change avec les conditions où elle est placée, ce qui n'empêche pas qu'elle est toujours de la caséine.

3° Un hydrate de carbone, le *sucre de lait* ou *lactose*.

4° Un corps gras, le *beurre*. La matière grasse se trouve suspendue dans le lait à l'état de fine émulsion ; il suffit pour s'en convaincre d'examiner une goutte de lait au microscope ; on y voit alors un grand nombre de globules à contours nets et épais, entourés d'un liseré brillant : ce sont les globules gras du lait.

5 Des *sels* divers, particulièrement des phosphates

destinés à subvenir aux besoins de la formation du squelette.

6° Des *gaz* qu'on peut extraire par la pompe à mercure (oxygène, azote, surtout acide carbonique).

Presque tous les microbes saprophytes du lait ont pour effet de provoquer au bout d'un temps plus ou moins long la coagulation de la caséine. Mais les uns coagulent le lait en l'acidifiant : ce sont les ferments qui transforme le lactose en acide lactique. Les autres le coagulent en secrétant des diastases analogues à la présure, la réaction du liquide restant ou devenant alcaline ; tels les microbes du fromage. Nous étudierons d'abord les ferments du lactose, puis les ferments de la caséine (1) ; enfin nous

(1) Si on cultive les microbes dans le lait bleui par la teinture de tournesol, il est facile de séparer ceux qui produisent un acide de ceux qui n'en produisent pas, à la condition que ces microbes, comme le pneumo-bacille de Friedlænder ou le bacille virgule de Koch, ne décolorent pas entièrement la teinture de tournesol (Lœffler).

Il faut remarquer que cette division qui consiste à classer les saprophytes du lait d'après leur action sur le lactose ou sur la caséine n'implique pas que les ferments du sucre de lait n'agissent pas sur la caséine ou réciproquement. Il s'agit ici d'une action prédominante, ou mieux de la manière dont la caséine est coagulée. Le bacille de la pomme de terre (*B. mesentericus vulgatus*) est surtout un ferment de la caséine ; mais il produit une diastase qui attaque les amylacés (Vignal). Le bacille butyrique peut produire la fermentation butyrique aux dépens de certaines matières albuminoïdes et non seulement aux dépens des sucres ou de l'acide lactique ; et par là il se rapproche de

signalerons les microbes qui sont la cause certaines maladies du lait : les laits colorés, les laits amers, les laits visqueux.

FERMENTS DU SUCRE DE LAIT. — La modification la plus précoce et la plus fréquente du lait abandonné à lui-même est la *fermentation lactique*.

Lorsqu'on abandonne du lait frais à lui-même, il prend d'abord une réaction acide et une saveur aigrelette ; puis il se coagule au bout d'un temps qui varie, suivant le degré de la température ambiante, entre un et quatre jours ; le lait a « tourné » dit alors le vulgaire. Ces modifications sont liées à la transformation du lactose en acide lactique ; dès que l'acide lactique est en suffisante quantité (7 à 8 00/00), la caséine se coagule comme elle le fait en présence des acides. Lorsqu'on chauffe le lait, la coagulation se produit avec une beaucoup moins grande quantité d'acide lactique ; aussi, le fait de chauffer du lait révèle-t-il souvent aux ménagères une fermentation lactique latente. La fermentation lactique s'accompagne d'un dégagement d'acide carbonique déplacé par l'acide lactique. Elle cesse lorsqu'il s'est produit 16 à 20 grammes d'acide lactique (Ch. Richet).

Pasteur a montré que la transformation du lactose en acide lactique est l'œuvre d'un microbe qu'il a appelé le *ferment lactique*, que Hueppe a

certains ferments de la caséine, de la tribu du *B. subtilis* (voy. plus loin).

signé du nom de *bacillus acidi lactici* et dont les caractères sont décrits dans les traités de bactériologie.

D'où vient ce bacille lactique qui souille presque tous les laits ? En 1891 et en 1893, MM. Wurtz et Leudet (1) ont publié des travaux qui établissent l'identité du ferment lactique avec un microbe qui habite le tube digestif de presque tous les mammifères, le *bacterium lactis aërogenes* d'Escherich. Mais le *bacterium lactis aërogenes* est lui-même une espèce très voisine du *bacterium coli commune* d'Escherich, lequel provoque aussi la fermentation lactique ; peut-être même n'en est-ce qu'une variété qui s'en distingue seulement par son action fermentative plus grande, plus énergique et par ce fait qu'il se colore par la méthode de Gram. D'autre part, Abba a déclaré qu'il avait constamment trouvé le *bacterium coli commune* dans le lait de vache.

Ces faits nous permettent de croire que le ferment lactique pénètre dans le lait au moment de la traite, qu'il vient des matières fécales qui souillent d'ordinaire le pis de la vache, et il semble bien que les ferments lactiques vulgaires, habituels, sont des mi-

---

(1) LEUDET et WURTZ. Identité du bacille lactique de Pasteur avec le bacterium lactis aërogenes. *Société de biologie*, 20 mai 1893.

(2) ABBA. Sulla costante presenza del bacillus coli communis nel latte di vacca. *Lo Sperimentale*, 30 novembre 1892, p. 436.

crobes qui habitent normalement l'intestin et représentent des variétés du *bacterium coli commune*.

Entre ces ferments, on peut distinguer des races diverses suivant qu'ils donnent de l'acide lactique inactif, de l'acide lactique droit ou de l'acide lactique gauche ; suivant aussi qu'ils décomposent une molécule de lactose en deux molécules d'acide lactique sans résidu, ou qu'ils donnent de l'acide lactique mélangé d'acides formique, acétique, butyrique, même d'acétone, comme une variété isolée par Baginski.

Remarquons que ces bactéries intestinales sont d'ordinaire des saprophytes, mais qu'elles peuvent, dans certaines conditions, devenir des microbes pathogènes, et que cela dépend peut-être de la manière dont elles agissent sur le lactose.

Les bacilles ordinaires de l'intestin ne sont pas les seuls microbes capables de provoquer la fermentation lactique. D'autres possèdent la même propriété ; mais ils n'interviennent qu'accidentellement et rarement et nous pouvons les négliger ici (1).

(1) M. Ed. de Freudenreich (*Les microbes et leur rôle dans la laiterie*, Paris, 1894) cite encore comme ferments lactiques : le *bacterium acidi lactici de Grotenfelt* qui en outre de l'acide carbonique et de l'acide lactique produit aussi de l'alcool ; le *micrococcus lactis I et II de Hueppe* ; le *micrococcus acidi lactici de Marpmann* ; le *streptococcus acidi lactici de Marpmann* ; le *micrococcus acidi lactici de Krueger* ; le *streptococcus acidi lactici de Grotenfelt* ; le *bacillus prodigiosus* et la liste n'est sans doute pas close.

Certaines bactéries pathogènes ensemencées dans le lait peu-

Quand on abandonne à lui-même un lait déjà aigri, il arrive souvent, qu'après un temps plus ou moins long, il prend une odeur de beurre rance due à l'acide butyrique. Il s'est produit une fermentation butyrique. M. Pasteur a montré que cette fermentation était l'œuvre d'un bacille anaérobie, le *bacillus butyricus*, qu'on identifie aujourd'hui au *bacillus amylo bacter* de Trecul et Van Tieghem et au *clostridium butyricum* de Prasmowski (1). Ce bacille entre en activité lorsque les ferments lactiques ont achevé leur action ; il se nourrit de l'acide lactique, et le transforme en acide butyrique. Le bacille butyrique a été trouvé dans le lait aussitôt après la traite ; il doit avoir une origine analogue à celle des ferments lactiques.

vent le coaguler en l'acidifiant ; les *staphylococcus pyogenes*, le *pneumocoque* de Talamon Frænkel, le *micrococcus de la mammite contagieuse de la vache* (Nocard et Mollereau), le *micrococcus de la mammite gangréneuse de la brebis* (Nocard), le *bacille du choléra* (Netter, de Haan et A. C. Huysse). Le streptococcus de l'érysipèle acidifie le lait sans le coaguler (Lœffler).

(1) Mais il ne paraît pas identique au *bacillus butyricus* de Hueppe qui n'est pas exclusivement anaérobie, coagule le lait comme les ferments de la caséine et paraît analogue à un des *tyrothrix* de M. Duclaux (*tyrothrix turgidus*). Voyez plus loin : *Ferments de la caséine*.

D'ailleurs l'acide butyrique du lait peut avoir plusieurs origines. Il peut provenir : 1° de l'action de certains microbes sur l'acide lactique ; 2° de l'action de certains autres sur la caséine, comme nous allons le voir ; 3° de la saponification du beurre qui renferme normalement de la butyrine, saponification qui peut s'accélérer sous l'influence des microbes, mais qui peut se faire en dehors d'eux.

La fermentation butyrique n'est pas la seule qui puisse succéder à la fermentation lactique ; on a observé encore la formation d'acide propionique et d'acide valérique ; la fermentation propionique qui s'accompagne de formation d'acide acétique et la fermentation valérique sont aussi l'œuvre de microbes particuliers, encore peu connus, mais dont quelques-uns semblent appartenir à l'espèce des colibacilles.

M. Duclaux a décrit une levure qui fait fermenter le sucre de lait, comme la levure de bière fait fermenter le sucre de l'orge, et qui le transforme en alcool et acide carbonique (*saccharomyces lactis*). Des levures, ayant des effets analogues, mais non identiques, ont été découvertes par Grotenfelt, Kayser, Adametz, Weigmam et Mix. La levure du *Kephir* et celle du *Koumys* rentrent dans ce groupe (1). D'a-

(1) Le *Kephir* et le *Koumys* sont des breuvages originaires du Caucase. Le premier est fabriqué avec du lait de vache, le second avec du lait de jument ; des levures font fermenter ces laits et transforment leur lactose en alcool et acide carbonique (d'où le nom de champagne du Caucase donné au Kephyr) ; mais, à elles seules, ces levures ne sont pas capables de décomposer le lait. Il leur faut le concours d'autres microbes (*bacillus caucasicus* qui modifient le sucre de lait de façon à le rendre attaquable par la levure et qui provoquent en même temps une fermentation lactique. L'histoire du Kephyr offre donc un exemple de symbiose de microbes. Les produits de leur action sont l'alcool, l'acide lactique et l'acide carbonique. Le Kephir est aujourd'hui employé en médecine (alimentation des dyspeptiques et des phtisiques).

près Duclaux, l'*actinobacter polymorphus* provoque aussi dans le lait la fermentation alcoolique.

FERMENTS DE LA CASÉINE. — Les ferments de la caséine sont pour la plupart des saprophytes qui se rattachent au groupe un peu confus du *bacillus subtilis* et à un microbe voisin du groupe du *subtilis*, le *bacillus mesentericus vulgatus*. Tous ces microbes agissent sur la caséine directement par l'intermédiaire de ferments solubles sécrétés par eux ; ils coagulent la caséine sans acidifier le lait à l'aide d'un ferment analogue ou identique à la présure de l'estomac des animaux, et ils liquéfient le coagulum en le peptonisant à l'aide d'un autre ferment découvert par M. Duclaux et dénommé par lui *caséase* (1).

On a isolé très souvent dans le lait le *bacillus subtilis* (bacille du foin), bactérie aérobie très répandue dans l'air, la poussière, l'eau, les couches supérieures du sol, les plantes fraîches ou sèches (surtout le foin) : absorbé par les herbivores, il est tué par le suc gastrique ; mais les spores résistent et se retrouvent dans la matière fécale. Ce microbe brunit le lait et le peptonise sans le coaguler (2).

(1) DUCLAUX, *Le lait*, 2ᵉ tirage, 1894.

(2) Un certain nombre de microbes saprophytes, cultivés artificiellement dans le lait, semblent agir comme ceux du groupe du *bacillus subtilis*. Tels sont : le *bacterium termo* qu'on trouve dans la plupart des putréfactions et qui habite souvent la bouche ; le *leptothrix buccalis*, parasite ordinaire de la bouche, le *spirillum rugula* qu'on trouve dans le tartre dentaire ; le *bacillus fluorescens liquefaciens*.

On a rencontré aussi fréquemment dans le lait (1) le *bacillus mesentericus vulgatus*, ou bacille de la pomme de terre, qu'il faut rapprocher du *subtilis* ; c'est une bactérie aérobie très répandue qui existe dans les couches supérieures du sol (aussi l'obtient-on souvent dans les laboratoires, sur les pommes de terre mal stérilisées auxquelles on a conservé de la pelure) et dans les excréments de l'homme et des animaux. Ce bacille coagule le lait, puis liquéfie le coagulum et le transforme en peptone ; il produit aussi un peu d'acide lactique (2).

Les deux espèces précédentes sont encore assez mal définies ; elles semblent dans tous les cas renfermer un grand nombre de variétés ; la plupart des microbes de la maturation des fromages décrits par M. Duclaux sous le nom de *tyrothrix* représentent sans doute des espèces ou des races de la tribu du *subtilis*.

Dans la fabrication du fromage, lorsque le lait a été coagulé par la presure de l'estomac du veau, le caillé est égoutté, et soigné de façon à être amené à maturation ; or ce qu'on appelle la maturation n'est autre chose qu'une fermentation et une putréfaction qui s'opèrent dans le caillé par la vie de certains microbes, dont quelques-uns deviennent prédominants et forment le groupe des *tyrothrix*. Ces

(1) Emma Strub, *Centralb. f. Bact.*, 1890, t. VII.
(2) Vignal, *Le bacillus mesentericus vulgatus*. Paris, 1889.

tyrothrix se divisent en aérobies et anaérobies. Ce sont les premiers qu'il faut sans doute rattacher aux *bacillus subtilis*.

Nous n'en mentionnerons qu'une variété, le *tyrothrix tenuis* qui peut servir de type et qui, d'après M. Lesage, jouerait peut-être un rôle dans la pathogénie de certaines formes de choléra infantile ; mais cette dernière question est loin d'être éclaircie.

Le *tyrothrix tenuis* est un microbe aérobie qui se présente sous forme de bâtonnets grêles, mobiles, assez souvent en chaînettes. Recueilli dans le fromage et cultivé dans le lait, il sécrète un ferment semblable à la presure qui coagule le lait ; mais il ne sécrète pas que de la presure ; il élabore aussi un autre ferment soluble qui redissout le caillot, à la manière de la pepsine ou de la trypsine pancréatique, quoique avec des différences ; M. Duclaux l'appelle *caséase*. Si l'action de ce microbe s'arrêtait à la coagulation de la caséine et à sa transformation en caséone soluble (peptone de la caséine), elle serait en somme bienfaisante et serait l'auxiliaire de la digestion.

Mais la caractéristique de tous ferments de la caséine, c'est qu'après ces premiers actes de digestion, la caséine étant devenue assimilable, ils l'utilisent et la transforment pour les besoins de leur existence en produits variés, que l'on retrouve d'ailleurs partout où des microbes détruisent de la matière albumi-

noïde : leucine, tyrosine, urée et carbonate d'ammoniaque, acides de la série grasse (formique, acétique,
propionique, butyrique, valérique), ammoniaque et
composés ammoniacaux (valérianate d'ammoniaque), acide carbonique, eau, gaz hydrocarbonés, hydrogène, azote. Ces corps sont isolés ou associés ;
mais la nature ou la proportion du mélange varie
beaucoup d'un microbe à l'autre, assez, d'après M. Duclaux, pour permettre de différencier des variétés (1).

Microbes des laits colorés. — Les laits aban-
donnés à eux-mêmes deviennent quelquefois colorés ; on a vu des laits bleus, des laits jaunes, des laits
rouges. Ces maladies du lait sont transmissibles d'un
lait à un autre, fait qui permet déjà de supposer leur
nature parasitaire. La maladie du lait bleu est due
au *bacillus cyanogenus* ou *syncyanus* qui donne son
pigment seulement dans le lait acide. La maladie du
lait rouge est causée par divers parasites chromo-
gènes (*Micrococcus prodigiosus, sarcina rosea, bacterium lactis erythrogenes, saccharomyces ruber*). La
maladie du lait jaune est due au *bacillus synxanthus*.
Lorsqu'une de ces espèces a pénétré dans une laiterie,
tous les échantillons du lait peuvent être inoculés
jusqu'à ce qu'on ait pris les mesures de désinfection

---

(1) Certains microbes pathogènes, cultivés dans le lait, le coagulent à la manière des *tyrothrix* : la bactéridie charbonneuse et
le streptocoque pyogène par exemple.

nécessaires. Les observations de Mossler et de Zundel prouvent que l'ingestion de laits colorés peut provoquer de la gastro-entérite avec phénomènes d'intoxication.

MICROBES DES LAITS AMERS. — M. de Freudenreich cite comme espèces qui peuvent rendre le lait amer : le *bacille du lait amer* de Weigmann ; le *microcoque du lait amer* de Conn ; le *tyrothrix geniculatus* de Duclaux.

MICROBES DES LAITS FILANTS OU VISQUEUX. — La maladie du lait visqueux peut être engendrée par le *microcoque* de Schmidt Mühlheim, l'*actinobater* (Duclaux), le *bacillus lactis pituitosi* (Lœffler), le *bacillus lactis viscosus* (Adametz), le *streptococcus hollandicus* (Weigmann) qui paraît exister sur les feuilles de la grassette (*Pinguicula vulgaris*), le *micrococcus* de Freudenreich, le *bacillus* de Guillebeau, le *bacterium Hessii*, etc. On ignore quelles modifications ces bactéries font subir au lait pour le rendre visqueux.

LEVURES ET MOISISSURES. — Nous avons déjà signalé l'action de certaines levures sur le lait (*saccharomyces lactis, saccharomyces ruber*).

Lorsqu'on laisse du lait se cailler et qu'on l'abandonne à lui-même, il se forme à la surface une peau épaisse qui est constituée par l'*oidium lactis* dont il importerait de connaître les relations avec l'*oidium albicans* du muguet.

Le *penicillium glaucum* (moisissure du pain) se

développe souvent à la surface du lait aigri ; dans le
fromage de Roquefort, c'est ce parasite qui provoque
la formation des stries verdâtres.

DANGERS DES SAPROPHYTES. — POISONS DU LAIT COR-
ROMPU. — Nous pouvons maintenant apprécier les
dangers qui résultent de la contamination et de la
corruption du lait par des microbes saprophytes.

Les microbes des laits colorés, des laits filants, des
laits amers sont beaucoup moins à craindre que les
ferments du sucre de lait et de la caséine ; outre que
leur présence est rare, ils déterminent des modifications grossières, qui frappent de suite l'attention et
qui font écarter le lait qui les présente.

Au contraire, les ferments du lactose ou de la
caséine sont toujours présents ; les modifications
qu'ils engendrent restent cachées tant que le lait n'est
pas franchement aigre ou n'est pas coagulé.

Les ferments de la caséine et du lactose sont
d'ordinaire des saprophytes ; ils ne possèdent pas de
propriétés pathogènes. On peut supposer que leur
présence dans le lait, si elle n'entraînait pas une
altération des éléments constituants de ce liquide,
serait sans danger. Cependant cette supposition n'est
pas toujours légitime. Ne savons-nous pas que le
bacterium coli, dont les ferments lactiques ne sont
que des variétés, inoffensif habituellement, peut, dans
certains cas, acquérir une grande virulence, et ne savons-nous pas qu'à virulence égale, les microbes

d'une même espèce sont d'autant plus nuisibles qu'ils sont plus nombreux ? Pour ces raisons, il est permis de penser que quelquefois ce sont les ferments lactiques eux-mêmes, et non les produits de leur vie, qui sont nuisibles. La fréquence et la gravité des diarrhées estivales des nourrissons tient peut-être en partie à la rapide multiplication des ferments lactiques et à l'augmentation de leur virulence sous l'action d'une température éminemment favorable à leur vie. De même, dans les longs tubes de biberons tenus sans propreté, la végétation des ferments lactiques se fait probablement dans des conditions telles que leur virulence peut augmenter beaucoup.

Mais, dans la majorité des cas, ce n'est pas à l'augmentation du nombre ou de la virulence des ferments qu'il faut attribuer les propriétés nuisibles du lait corrompu ; c'est à l'altération de ses principes constituants par ces microbes. Les ferments lactiques engendrent d'abord une acidité qui peut être nuisible aux actes de la digestion ; ensuite les produits de leur vie, acide lactique, acide butyrique, acide propionique et valérique sont de véritables poisons. Les ferments de la caséine, utiles peut-être lorsque leur action ne s'étend pas au delà de la peptonisation, deviennent certainement nuisibles dès qu'ils transforment la matière azotée en leucine, tyrosine, composés ammoniacaux et acides gras.

Les laits qui ont subi l'influence trop prolongée

ou trop active de ces ferments sont donc impropres à l'allaitement. Ils renferment des produits plus ou moins toxiques. Nous venons d'en nommer quelques-uns ; mais il peut s'en produire d'autres, encore peu connus. Deux pourtant méritent d'être signalés en raison de leur extrême activité.

Dans certains fromages putréfiés qui avaient engendré des accidents de gastro-entérite cholériforme, Vaughan a pu isoler un poison, le *tyrotoxicon*, qui se présente sous forme d'aiguilles cristallines ; on pourrait l'obtenir en faisant agir de l'acide butyrique sur la caséine du fromage. Il pense que ce poison se produit sous l'influence de certains microbes et qu'il est la cause du choléra infantile. Newton et Wallace ont découvert le même poison dans du lait avarié dont l'usage avait déterminé aussi des accidents de gastro-entérite cholériforme.

Brieger a signalé un autre poison provenant du lait putréfié, la *spasmotoxine*, qui cause des convulsions graves.

2. *Mircobes pathogènes du lait. — Transmission des maladies infectieuses par le lait.*

On a cité, dans ces dernières années, un assez grand nombre de faits montrant que le lait peut être l'agent de la transmission de certaines maladies infectieuses. Ces faits sont de valeur inégale ; mais si tous ne sont pas probants au même titre, il en est de fort clairs, dont on peut extraire des conséquences d'une haute portée.

Les microbes pathogènes qui ont été rencontrés dans le lait peuvent avoir les deux origines que je signalais plus haut : une maladie infectieuse de la femelle laitière ; une souillure accidentelle du lait.

Voici d'abord les maladies des femelles laitières dont le virus est capable d'infecter le lait et qui peuvent ainsi se transmettre au nourrisson.

Ici je me permettrai d'élargir le sujet en indiquant non seulement les propriétés infectieuses que peut acquérir le lait de vache, mais aussi celles que peut avoir le lait de femme ou des autres femelles laitières.

TUBERCULOSE. — Chauveau en 1868, Villemin et Parrot en 1869, ont prouvé expérimentalement que l'ingestion de matière tuberculeuse peut infecter l'organisme. D'autre part, la clinique montre tous les jours que le phtisique qui déglutit ses crachats peut tuberculiser son intestin. Or, la tuberculose est fréquente chez les bovidés. On s'est donc demandé si le lait et la viande de ces animaux tuberculeux ne seraient pas capables d'infecter l'organisme.

Le lait étant l'aliment essentiel du premier âge, il nous importe beaucoup de connaître la solution du problème en ce qui concerne la contagion par ce liquide. Cette solution n'est pas encore complète ; mais certains faits sont bien établis et ils offrent un intérêt de premier ordre.

Disons d'abord que nous ne possédons aucun document sérieux sur la transmission de la tuberculose par le lait de femme. Bang croit que le lait d'une femme tuberculeuse n'est jamais virulent. C'est là une pure hypothèse. En fait, on empêche toujours une femme phtisique de nourrir ; on a raison ; mais cette circonstance explique l'absence d'observations sur ce point.

Les recherches dont nous allons exposer le résultat ont toutes été faites avec le lait des vaches tuberculeuses (1).

Gerlach dénonça le premier le danger de l'ingestion du lait provenant d'une vache tuberculeuse (1869). Il fut suivi par Klebs. Les assertions de ces auteurs provoquèrent, en Allemagne, un mouvement qui aboutit à la formation d'une grande commission chargée d'étudier la question ; le rapport de cette commission, présidée par Virchow, conclut que beaucoup des animaux nourris avec le lait de vache phtisique deviennent tuberculeux. En 1880, Peuch et Toussaint (de Toulouse) arrivent à la même conclusion.

Dans ces dernières années, des faits cliniques assez nombreux ont prouvé que le lait des vaches tuberculeuses peut infecter les animaux et les hommes.

(1) MOREAU. *Prophylaxie de la tuberculose d'origine alimentaire* ; Thèse de Paris, 1894. — NOCARD. *Les tuberculoses animales*. Paris, 1895. 1 vol. de la collection Leauté.

M. Nocard a rapporté le fait suivant. Un médecin est appelé pour donner ses soins à un garçon âgé de cinq ans, bien constitué en apparence, né de parents sains, dont les familles, du côté du père et de la mère, étaient exemptes de toute maladie héréditaire ; l'enfant succomba quelques semaines plus tard à une tuberculose miliaire des poumons, avec hypertrophie énorme des ganglions mésentériques. On apprit que, peu de temps auparavant, les parents avaient fait abattre une vache que le vétérinaire de l'abattoir avait reconnue atteinte de phtisie. Cette vache était bonne laitière et, pendant longtemps, l'enfant avait bu de son lait aussitôt après la traite.

Demme a vu mourir quatre enfants de tuberculose intestinale et mésentérique à la suite de l'usage de lait cru, fourni par des vaches tuberculeuses ; il a pu éliminer toute autre cause de tuberculose.

M. Brouardel a rapporté le fait suivant : dans une grande institution de jeunes filles, cinq pensionnaires, de quatorze à dix-sept ans, moururent tuberculeuses, dans un espace de deux années. Elles ne présentaient aucune tare héréditaire ; le médecin connaissait les familles, dans lesquelles n'existait aucun tuberculeux. Il ne savait à quelle cause attribuer ces décès, lorsque le vétérinaire de l'abattoir eut à examiner, avant qu'elle ne fût livrée à la consommation, la vache appartenant à cette institution. L'animal avait une mammite tuberculeuse.

M. Ollivier et Boulet ont raconté l'histoire d'un pensionnat où 6 cas de tuberculose se sont développés durant le séjour d'une vache laitière tuberculeuse dans l'étable de l'établissement.

Tout récemment, Pruemers voit, dans une même famille, 3 enfants succomber à la tuberculose, à l'âge de 3 ans, bien que leurs parents et leurs grands-parents fussent en bonne santé. Ces enfants avaient été nourris avec le lait d'une vache qu'on croyait absolument saine et à qui on donnait une alimentation spéciale. Après l'abattage, on reconnut que cette bête était profondément tuberculeuse (1).

La tuberculose par ingestion de lait virulent ne peut donc être contestée. Mais est-elle fréquente ? Et quelles sont les conditions qui favorisent la contagion ? Quelles sont celles qui s'y opposent ?

M. H. Martin, inoculant du lait acheté à Paris sous les portes cochères, a obtenu des résultats positifs 3 fois sur 9 ; Friis à Copenhague 4 fois sur 28 ; Ernst à Boston 3 fois sur 33.

Bollinger a avancé que le lait d'une vache n'est virulent que lorsque le pis est atteint par la tuberculose. Si la tuberculose est limitée au poumon, le lait n'est pas virulent. M. Nocard partage cette opinion. Il croit d'ailleurs que la tuberculose mammaire est très rare, alors que MM. Degive et Van Hersten, Bang

(1) Brush croit que plus il y a de vaches laitières dans un pays, plus il y a de personnes phtisiques.

la croient fréquente. Mais l'opinion de Bollinger n'est pas acceptée par tous ; Bang, Csokor, Ernst, Hirschberger, Koubassoff ont trouvé le lait virulent, alors même que les animaux dont il provenait ne présentaient pas de lésion tuberculeuse de la mamelle (1).

Même en admettant que cela soit très rare, on n'en doit pas moins conclure que le lait de toute vache tuberculeuse doit être regardé comme dangereux, d'autant mieux que, ainsi que l'a fait remarquer M. Terrier, il est très difficile de faire le diagnostic de la mammite tuberculeuse au début.

La virulence se conserve dans les produits du lait : dans le fromage (Galtier), dans le beurre (Gasperini).

Ainsi les vaches laitières sont assez souvent tuberculeuses ; et lorsqu'elles le sont, leur lait est assez souvent virulent pour que, en pratique, on doive le regarder comme étant toujours dangereux.

Chez l'homme, et en particulier chez l'enfant, la tuberculose par ingestion de lait tuberculeux est-elle fréquente ? Elle est à coup sûr beaucoup plus rare que la tuberculose par inhalation. Si on juge de sa fréquence par les cas où, à l'autopsie, les ganglions mésentériques présentent les lésions les plus anciennes, on voit qu'elle s'observe surtout de 1 an à 7 ans et qu'elle comprend environ 8 pour 100 des

(1) Sabrazès et W. Binaud. La tuberculose mammaire. Revue critique, *Mercredi médical*, 4 septembre 1895, n° 36, p. 421.

cas de tuberculose observés dans cette période de la vie ; ce sont les chiffres donnés par Fadyean et Woodhead (1) ; ils concordent avec ce que j'ai observé moi-même.

Il est d'ailleurs certain que le lait virulent ne contagionne pas tous ceux qui le boivent. Imlach, Gallavardin, Bollinger, Wurzbourg, Nocard ont réuni des observations d'animaux ou d'enfants ayant pris longtemps du lait de vache phtisique, sans qu'ils soient devenus tuberculeux.

A quoi tient cette rareté relative ? On s'est demandé si le suc gastrique normal n'avait pas une action destructive ou atténuante sur la virulence du bacille (Wesener, Bollinger, Hirschberger) ; mais les expériences de Straus et Wurtz, de Falck, de Baumgarten, de Fischer, de Zagari, de Cadéac et Bournay démontrent qu'il ne faut pas compter sur cette action bacillicide du suc gastrique.

Ce n'est pas non plus dans l'intégrité de la muqueuse intestinale qu'il faut chercher la raison de cette rareté. Le bacille peut traverser une muqueuse saine (Cornet, Dobroklonski) et les constatations cadavériques font reconnaître que, chez les enfants, très souvent les ganglions mésentériques sont caséeux sans que l'intestin présente de lésions spécifiques.

En somme, il est probable que l'absence de con-

____

(1) *Congrès international d'hygiène*, 1891.

tagion par le lait tuberculeux tient d'une part à l'état réfractaire d'un certain nombre d'organismes ; d'autre part à la virulence et à la quantité des bacilles du lait ; sur ce dernier point, les expériences de Gebhart ont montré que la dilution du lait atténuait ou même faisait disparaître sa virulence.

Nous verrons plus loin que la chaleur est un très sûr moyen de détruire le bacille de la tuberculose dans le lait.

Mais, quand on l'a détruit, a-t-on enlevé au lait de vache tuberculeuse toutes ses propriétés nuisibles ? Il semble que non.

Pasquale de Michele (1), dans des recherches exécutées au laboratoire de Maffucci, a constaté des faits qui, s'ils étaient vérifiés, auraient une grande importance. Ayant rendu des femelles tuberculeuses après le part, il a constaté que leur lait ne renfermait pas de bacilles, mais que cependant les petits qui les têtaient mouraient de cachexie ; cette cachexie était due aux toxines tuberculeuses, mais non au virus lui-même. Il en résulterait que les toxines tuberculeuses s'éliminent par la mamelle, et qu'elles peuvent créer, chez les êtres nourris du lait qui les renferme, une cachexie toxique, sans infection bacillaire. Les toxines tuberculeuses paraissent avoir

(1) Pasquale de Michele, Recherches expérimentales sur le pouvoir toxique du lait des animaux tuberculeux. *La Pediatria*, août 1894.

une influence favorisante sur le bacille de la tuberculose ; leur absorption ne pourra-t-elle préparer un organisme à le laisser germer ou aggraver une lésion bacillaire préexistante (1) ?

(1) Il est établi que les toxines et les antitoxines d'un certain nombre de maladies infectieuses s'éliminent par le lait. Parmi les toxines, on peut citer celles du tétanos, de la fièvre typhoïde et de la diphtérie (Brieger et Ehrlich). Parmi les antitoxines, on a signalé celles du tétanos, de la diphtérie et du choléra. Brieger et Ehrlich ont montré que les jeunes souris allaitées par des animaux réfractaires au tétanos pouvaient acquérir l'immunité ; l'ingestion de lait provenant de ces animaux confère également l'immunité ; ce lait conserve ses propriétés après l'élimination de la caséine. Brieger et Ehrlich ont fait la même démonstration pour le lait des animaux diphtérisés. Tout récemment, dans le *Zeitschrift für Hygiene und Infectionskrankheiten*, 1894, Ehrlich et Wassermann rapportent que les chèvres immunisées contre la diphtérie sécrètent un lait qui renferme l'antitoxine diphtérique et que ce lait possède, à l'égal du sang, le pouvoir immunisant. Une vache en lactation, bien immunisée, est une source d'antitoxine, disent MM. Roux et Martin ; le lait qu'elle donne est, sans doute, bien moins actif que son sérum, mais il est possible de condenser, sous un petit volume, l'antitoxine qu'il contient ; il constitue donc une bonne matière première pour la préparation de l'antitoxine. D'après Popoff, le lait d'une vache vaccinée contre le choléra immunise contre cette maladie les cobayes et les chiens (*Wratsch*, 1893, n° 10). M. Neumann a cherché à transporter ces notions en clinique. Il a montré que les nourrissons élevés au sein par une mère qui a eu la coqueluche, tant qu'ils têtent le lait maternel, sont beaucoup moins sujets à la coqueluche que ceux élevés au biberon. Il en conclut que l'antitoxine coquelucheuse s'élimine par le lait et immunise les nourrissons. Il n'a pas fait la même constatation pour la rougeole (Alimentation et maladies infectieuses des nourrissons, *Revue mensuelle des mal. de l'enfance*, oct. 1895, p. 453). En somme, le lait d'une nourrice peut transmettre au nourrisson des toxines nuisi-

Il ne suffirait donc pas de soumettre le lait à l'action de la chaleur, il faudrait interdire d'une manière absolue l'usage du lait provenant d'un animal tuberculeux.

Nous savons aujourd'hui que l'usage de la tuberculine permet de décéler sûrement la tuberculose de la vache. Il faut donc ne faire servir à l'alimentation que le lait des vaches qui ont subi l'épreuve de cette substance. Car on ne doit pas se fier à l'aspect extérieur de l'animal pour supposer qu'il est sain ; M. Nocard parle de vaches primées dans les concours qui n'en étaient pas moins tuberculeuses.

Fièvre aphteuse. — Les bovidés sont sujets à une maladie contagieuse, bénigne chez les adultes, grave chez les jeunes, qu'on désigne sous le nom de cocotte ou de fièvre aphteuse. On a avancé que cette maladie était identique à la stomatite aphteuse des enfants et que le lait des vaches atteintes pouvait la transmettre à l'espèce humaine. Mais toutes ces assertions ont été contredites. Une cause de confusion réside dans l'absence d'une bonne définition. Les vétérinaires paraissent bien fixés sur la signification du mot *aphte.* Il n'en est pas de même des médecins : en France, en Allemagne et en Autriche, je les ai enten-

bles ou des antitoxines immunisantes, tel est le fait capital que nous ne pouvions passer sous silence bien qu'il ne rentre pas directement dans notre sujet.

dus appliquer le mot stomatite aphteuse à des affections très disse mblables.

Ceci étant dit, il ne paraît pas contestable qu'il existe, dans l'espèce humaine, une affection de la bouche caractérisée par de grosses vésicules, localisées surtout à la face dorsale de la langue, confluentes le plus souvent, qui s'affaissent vite et sont remplacées par une sorte d'exsudat pseudo-membraneux, que cette affection peut se communiquer de l'homme à l'homme et qu'elle sévit sur des agglomérations d'enfants qui ont bu le lait provenant de vaches atteintes de cocotte (1).

Le lait des vaches aphteuses n'est pas toujours virulent : et on avait supposé que pour qu'il le fut, il fallait que la cocotte fut intense et généralisée. Mais M. Nocard nous a fait voir que la condition principale de la souillure du lait est le siège des aphtes sur la mamelle, et que c'est pendant la mulsion que le lait est mélangé au virus (2).

La contamination par le lait paraît très efficace. Les veaux nourris avec du lait de vaches atteintes de cocotte meurent dans les proportions de 50 0/0.

En Allemagne et en Italie, on a interdit la vente

(1) DAVID. *Stomatite aphteuse et son origine.* Paris, 1887.

A. OLLIVIER. La stomatite aphteuse. *Etudes d'hygiène publique*, 1893. Paris, G. Steinheil (4e série).

(2) NOCARD et LECLAINCHÉ. *Maladies microbiennes des animaux*, Paris, 1896, p. 344.

du lait des animaux atteints de cocotte. Mais il est établi que l'ébullition lui enlève sûrement sa virulence (1).

PNEUMONIE. — Le pneumocoque se cultive bien dans le lait. Foa et Bordoni Ufreduzzi, inoculant ce microbe à des lapines pleines, le retrouvèrent dans le lait ; l'inoculant à des lapines en lactation, ils le mirent en évidence dans le sang des petits. Ces expériences ont été répétées avec succès par M. Aymand. Il est vrai que chez les animaux, l'infection pneumonique est presque toujours généralisée, tandis que chez l'homme, surtout chez l'adulte, elle est ordinairement localisée. Il faut donc nous demander si les cas où le pneumocoque passe dans le lait de la femme ne sont pas des infections généralisées. Or, justement les deux seuls faits que nous possédions permettent de répondre par l'affirmative.

Bozzolo a trouvé le pneumocoque dans le lait d'une nourrice atteinte de pneumonie et d'endocardite. L'enfant resta indemne.

M. P. Aymard (2) a relaté l'histoire d'une nourrice qui mourut de pneumonie et dont le nourrisson succomba peu de jours après à une méningite cérébro-

(1) Tout récemment, Siegel a décrit un micro-organisme qu'il considère comme spécifique de la stomatite aphteuse. *Deutsche med. Woch.*, 1894, p. 426.

(2) P. AYMARD, *Recherches sur le passage des microorganismes (et en particulier du pneumocoque) de la mère à l'enfant par le lait.* Thèse de Paris, 1891, n° 304.

spinale et une péritonite fibrino-purulente à pneumocoques.

Ce dernier cas nous porte à conseiller de suspendre l'allaitement chez toute femme atteinte de pneumonie, car on ne sait jamais si une pneumonie, d'abord localisée, ne deviendra pas infectante à un moment donné.

Le microbe de la péripneumonie contagieuse des bêtes à corne est-il identique au pneumocoque ? C'est ce qu'affirment Poels et Nolen, en contradiction avec Arloing et Cornil. Dans tous les cas, Dupré et Lecuyer ont cité des observations de pneumonie infectieuse chez de jeunes enfants qui auraient bu du lait provenant de vaches atteintes de cette affection ; le lait paraît donc pouvoir transmettre la maladie.

Le pneumocoque virulent, pouvant être transporté par l'atmosphère sous forme de poussières de crachats desséchés de pneumonique, il est possible qu'il puisse souiller le lait et transmettre la maladie dans l'allaitement artificiel.

Fièvre typhoïde. — Une nourrice atteinte de fièvre typhoïde peut-elle transmettre la maladie à son nourrisson ? Hérard et Uffelmann ont cité des cas d'enfants nourris par des mères typhiques qui prirent la maladie et moururent en quelques jours. Par contre, Gerhardt a vu cinq nouveau-nés qui ont été nourris sans inconvénients par leur mère atteinte de dothiénentérie. Mais, en pareille matière, les faits négatifs ne prouvant rien contre les faits positifs, il en résulte que toute femme atteinte de fièvre typhoïde doit suspendre l'allaitement.

MICROBES DE LA SUPPURATION. — Nous avons montré plus haut que, même chez les femelles saines, l'extrémité superficielle des canaux galactophores renferme des staphylocoques qui souillent les premières gouttes d'une excrétion lactée ; mais que ces microbes, en petit nombre, peu ou pas virulents, n'altèrent pas le lait et n'ont aucune action nuisible sur le nourrisson.

Il n'en est plus de même dans certains états morbides ; alors le lait renferme des microbes de la suppuration (streptocoques ou staphylocoques) nombreux, doués de virulence et pouvant provoquer des accidents plus ou moins graves chez le nourrisson qui les ingère.

Comme M. Escherich l'a montré en 1886, les pyogènes virulents se trouvent dans le lait des femmes qui ont une inflammation de la mamelle, superficielle ou profonde, ou de celles qui ont de la septicémie puerpérale ; dans ce dernier cas, les microbes de l'infection s'éliminent par la mamelle, tantôt en la lésant, plus souvent sans la léser.

Paul Dubois (cité par Donné) et Bouchut avaient déjà remarqué que l'ingestion d'un lait purulent est une cause de maladie pour les nourrissons. De nos jours, les recherches cliniques de M. Budin et de ses élèves ont confirmé cette remarque. M. Damourette classe ainsi les accidents qu'on peut observer chez les nourrissons dont les nourrices sont atteintes de galactophorite :

1° Accidents gastro-intestinaux, légers ou graves ;

2° Accidents d'inoculation aux muqueuses des premières voies (stomatite, abcès rétro-pharyngien, otites moyennes, conjonctivite catarrhale ou purulente, abcès sous-maxillaires, abcès sous-cutanés multiples superficiels de la tête et du cou) ;

3° Accidents d'inoculation périanale (abcès des fesses et des cuisses) ;

4° Accidents d'inoculation cutanée (furoncle, ecthyma, otite externe, abcès sous-cutanés superficiels multiples) ;

5° Accidents pyosepticémiques (septicémie suraiguë sans manifestation locale, pyohémie, abcès cutanés multiples profonds) (1).

On a cité aussi des cas d'infection chez des nourrissons qui avaient têté le lait d'une femme atteinte de fièvre puerpérale. Quinquaud, dans sa thèse sur le *Puerpérisme infectieux*, rapporte l'histoire d'un enfant qui, dans ces conditions, mourut de périto-

(1) Damourette, *Affections des nourrissons déterminées par la galactophorite de la nourrice*. Thèse de Paris, 1893. Même sujet in *Revue mensuelle des maladies de l'enfance*, janvier 1894. — Voir aussi : Raffaele Sarra, Étiologie des abcès multiples du nourrisson, *La Pediatria*, juillet 1893.

nite, et **M.** Karlinski a signalé le cas d'un nouveau-né qui succomba à une parotidite suppurée. Mais les faits de cet ordre sont pour la plupart passibles d'une objection. Est-ce bien le lait qui a été l'agent de la transmission infectieuse ? Celle-ci ne s'est-elle pas opérée de la mère infectée à l'enfant par une autre voie ? A ce point de vue la question appelle de nouvelles recherches. Je rappelle, à ce propos, que, d'après M. Roger, le lait des femmes atteintes d'érysipèle ne provoque aucun trouble chez le nourrisson.

Mammites des animaux. — Dans la *mammite suppurée contagieuse de la vache*, Nocard et Mollereau (1) ont trouvé un *streptocoque* qui coagule le lait et qu'il serait intéressant de comparer aux streptocoques de la pathologie humaine. — Nul doute que le lait qui provient des vaches atteintes de cette affection ne doive être rejeté de l'alimentation, malgré les inoculations négatives de Nocard et Mollereau, car il renferme du pus.

La *mammite gangréneuse de la brebis* (mal de pis, araignée) est une maladie contagieuse très grave, due à un micrococcus étudié par Nocard et qui fourmille dans le lait provenant des animaux malades.

Malaria. — La transmission de la malaria de la mère au nourrisson par le lait admise par Boudin, Luc, Ebrard, Leroux, Aymard, paraît peu probable à M. Rouvier (de Beyrouth) (2).

Charbon. — Les expériences de Feser (1879) et d'Emler (1880), de Garreau (1883), de Chambrelent et Moussous (1884),

(1) Nocard et Mollereau, Sur une mammite contagieuse des vaches laitières. *Ann. de l'Institut Pasteur*, 1887, n° 3, p. 109.
(2) Rouvier, *Le lait*, Paris, 1893, p. 179.

ont montré que si on inocule le charbon à des femelles en gestation ou en lactation, la bactéridie peut passer dans le lait. Bien qu'on n'ait pas cité de cas de transmission du charbon à l'homme par le lait d'un animal charbonneux, la connaissance du charbon intestinal doit faire proscrire l'usage du lait des mammifères infectés.

RAGE. — Les expériences de Bardach, Nocard, Pasteur et Roux ont montré que le lait de femelles rabiques est rarement assez virulent pour déterminer la rage ; cependant leurs expériences prouvent que, dans quelques cas, la rage pourrait bien se transmettre par le lait d'une femelle atteinte de cette maladie. Aussi serait-il légitime d'interdire, comme en Allemagne et en Italie, la vente du lait de femelles atteintes de rage,

CHOLÉRA DES POULES. — Le microbe du choléra des poules, inoculé à des lapines en lactation, a été retrouvé par M. Chambrelent dans le lait ; les mères moururent ; pourtant les petits qui les avaient tété restèrent indemnes (1).

Voici maintenant des maladies qui ont pu se transmettre par le lait souillé accidentellement au moment de la traite ou après la traite.

FIÈVRE TYPHOÏDE. — Il est très probable, nous l'avons vu, qu'une nourrice atteinte de fièvre typhoïde peut transmettre la maladie à son nourrisson. Il paraît certain que le lait de vache peut aussi transmettre la dothiénentérie lorsqu'il a été souillé accidentellement par le bacille typhique qui s'y cultive très bien.

Elgar Buck a donné la relation d'une épidémie

(1) Cité par M. AYMARD, *loco citato*.

ayant cette origine. A l'infirmerie de Leicester survinrent 12 cas de fièvre typhoïde parmi les pensionnaires qui buvaient le lait non bouilli. Un seul fournisseur desservait l'infirmerie ; il succomba à une fièvre typhoïde. Le puits de sa ferme était voisin d'une fosse d'aisances non étanche et débordant. *L'eau servant à laver les vases à lait était souillée par des matières fécales.* Il suffit de changer l'approvisionnement du lait pour mettre fin à l'épidémie.

Les exemples de ce genre se sont multipliés depuis quelques années.

DIPHTÉRIE. — Le bacille de Klebs-Lœffler, agent pathogène de la diphtérie, se cultive assez bien dans le lait. Le lait peut donc théoriquement servir d'agent de transmission de la diphtérie, et les Anglais admettent qu'il en est ainsi (Klein, Thorne-Thorne). On cite, entre autres, l'épidémie d'Addlestone en 1879, où, dans une soirée chez l'attorney général, quatorze personnes contractèrent la diphtérie pour avoir bu de la crème qu'on y servait.

Mais d'où provient, en pareil cas, le bacille qui infecte le lait ? Il est probable que lorsque la diphtérie existe dans une ferme, le lait est souillé par les personnes qui font la mulsion et par les vases qui le renferment. Mais Klein admet que la vache peut être atteinte de diphtérie sous une forme spéciale (éruption particulière de la mamelle et du pis) et que son lait peut renfermer le bacille spécifique. Ces affirmations demandent à être vérifiées.

La transmission de la diphtérie par le lait paraît assez rare (1).

Tout récemment le bacille de diphtérie a été retrouvé dans le fromage. Voici le fait relaté par la *Médecine moderne* du 6 octobre 1894.

« Une épidémie de diphtérie éclate dans une localité de l'Etat de New-York et atteint plusieurs habitants d'une fromagerie des environs, tels que l'enfant du propriétaire et un des ouvriers occupés à la fabrication des fromages. Le conseil d'hygiène fit immédiatement fermer la fromagerie et procéder à l'examen bactériologique des fromages préparés depuis l'apparition de la maladie. Les recherches faites au laboratoire de bactériologie de New-York ont démontré que ces fromages contenaient le bacille de Lœffler. C'est la première fois qu'on constate la présence du bacille diphtérique dans le fromage ».

CHOLÉRA ASIATIQUE. — On n'a pas trouvé le bacille virgule dans le lait des femmes cholériques. Mais le lait de vache coupé avec de l'eau souillée peut transmettre la maladie. L'équipage du navire Ardenclutha, de Hambourg, fut à Calcutta la proie d'une épidémie de choléra ; les hommes atteints avaient bu du lait mélangé à de l'eau contaminée par des déjections de cholériques. Le microbe du choléra asiatique se cultive bien dans le lait stérilisé mis à l'étuve à 37° ; il le rend acide et coagule la caséine ; dès que

(1) VLADIMIROW, Contribution à l'étude du rôle du lait dans l'étiologie de la diphtérie. *Archives russes des sciences biologiques*, 1894, n° 2.

l'acidité devient trop grande, le bacille meurt ; mais à 20° l'acidification est lente et on peut retrouver des bacilles vivants après trois semaines. Dans le lait non stérilisé, l'acidification étant rapide par le fait d'autres microbes, le microbe succombe très vite.

SCARLATINE. — Depuis assez longtemps, les Anglais citent des cas de transmission de la scarlatine par le lait de vache. Mais des discussions se sont élevées sur le mode de transmission.

Les assertions de Klein et Power, d'après lesquelles les vaches seraient sujettes à la scarlatine sous des formes variées (perte des poils et état languissant, ou pustules de la mamelle), ont été combattues victorieusement par Crookshank. Le *streptococcus* décrit par Klein comme le microbe de la scarlatine, n'est autre que le *streptococcus pyogènes*. L'opinion de W. Stickler, pour qui la scarlatine prendrait chez les bovidés l'aspect de la fièvre aphteuse, ne repose sur aucune base solide.

Il ne paraît pas douteux cependant que, dans certaines épidémies, la scarlatine frappe uniquement la clientèle de certaines laiteries. Un fait de L. H. Müller semble prouver que, dans ce cas, il y a un sujet scarlatineux dans la ferme, et par conséquent il serait permis de supposer que le lait a été souillé accidentellement par le virus pendant ou après la mulsion.

ENTÉRITE HÉMORRHAGIQUE DE LA VACHE. — Gaffky vit survenir chez trois personnes attachées à l'Institut d'hygiène de Giessen des phénomènes d'entérite typhoïdique. Ces personnes consommaient du lait cru. On découvrit que la vache qui fournissait le lait était atteinte d'entérite hémorrhagique. Les déjections de la vache et des malades renfermaient le *bacterium coli commune* doué d'une virulence extrême. Ni le sang, ni le lait de la vache recueillis avec précaution, ne renfermaient ce microbe ; la matière fécale avait donc souillé le lait au moment de la traite.

D'après Oglesby, le lait d'une vache qui buvait de l'eau souillée directement par une fosse d'aisance et qui devint malade par la suite, communiqua à tous ceux qui le buvaient une septicémie ictérique grave.

VITALITÉ DE DIVERS MICROBES PATHOGÈNES DANS LE LAIT. — Combien de temps peuvent vivre les microbes pathogènes naturellement ou accidentellement introduits dans le lait ?

Notons d'abord, d'après M. Honigmann, que le lait ne possède aucun pouvoir bactéricide, du moins à l'égard des bacilles cholérique et typhique et des staphylocoques.

M. Galtier a étudié la vitalité du bacille de la tuberculose dans le lait. En faisant coaguler à la façon ordinaire du lait normal auquel il ajoutait du virus tuberculeux, il a obtenu du fromage et du sérum dans lesquels le bacille se conservait plusieurs mois, voire même pendant une année. M. Bang a fait des constatations analogues.

M. Heim a cherché combien de temps peuvent vivre dans le lait et ses produits les microbes du choléra, du typhus abdominal et de la tuberculose. Pour se tenir sur le terrain de la pratique, il a expérimenté sur du lait non stérilisé. Mais avec cette méthode, les résultats obtenus seront très variables ; ce que nous venons de dire au sujet de la vitalité du bacille du choléra dans le lait en donne la raison. Quoi qu'il en soit, voici le tableau dans lequel M. Heim a consigné la durée *maxima* de vitalité :

	CHOLÉRA	FIÈVRE TYPHOÏDE	TUBERCULOSE
Lait	6 jours	35 jours	10 jours
Beurre.	32 —	21 —	30 —
Fromage blanc	0 —	1 —	2 —
Petit lait.	2 —	1 —	14 —
Fromage.	1 —	3 —	15 —

Gasperini, après avoir intimement mélangé à du lait le virus tuberculeux, en fait du beurre, dans lequel il retrouve des bacilles de Koch. Ce beurre s'est encore montré virulent après 100 à 120 jours.

Dans le lait *stérilisé*, Heim a vu que le bacille du choléra garde sa vitalité plus de quatre semaines, celui de la fièvre typhoïde quatre mois. Ces différences montrent à quel point la concurrence vitale des microbes et l'acidité du milieu peuvent changer les résultats (1).

(1) DUCLAUX. De la vitalité des divers microbes pathogènes dans le lait. *Annales de l'Institut Pasteur*, 1890, p. 185.

DEUXIÈME LEÇON

La stérilisation du lait.

La connaissance des causes de souillure et de corruption du lait a conduit à chercher des procédés pour empêcher leur action.

Théoriquement, si on recueillait le lait d'une vache saine d'une manière aseptique, le lait ne devrait pas être souillé et ne devrait pas se corrompre. Pour savoir si la bête est saine, l'examen d'un vétérinaire, l'épreuve de la tuberculine pourraient servir de critérium ; encore des erreurs seraient-elles possibles. Quant à la mulsion aseptique, elle consisterait à désinfecter les trayons de la vache et les mains du vacher, à recueillir le liquide proprement, dans une étable bien tenue, dans un vase bien nettoyé. Il est très difficile de réunir toutes ces conditions ; pourtant quelques essais prouvent que cet idéal n'est pas irréalisable et que le lait ainsi recueilli se conserve longtemps, sauf pendant les fortes chaleurs. Mais si on songe aux difficultés de l'asepsie des mamelons, si on songe qu'il faudrait pour aboutir réformer en un jour des habitudes traditionnelles, on conclura que nous sommes encore loin de l'époque où, par une traite bien faite, on recueillera du lait stérile.

Il faut donc chercher des procédés capables de détruire les microbes du lait et d'empêcher ainsi le lait de se corrompre et de transmettre des maladies infectieuses.

On a employé dans ce but des moyens chimiques, des moyens mécaniques et des moyens physiques.

Tous les moyens chimiques proposés pour conserver le lait (carbonate de soude, acide borique, borax, acide salicylique, etc.), sont très peu efficaces et présentent de grands inconvénients. Il faut les repousser.

Quant aux moyens mécaniques, on a employé la centrifugation et la filtration. La centrifugation proposée par Hueppe (1) laisse toujours dans le lait une certaine quantité de microbes et ne peut remplir le but cherché.

(1) *Berl. klin. Woch.*, 1891.

Seibert a proposé de stériliser le lait par filtration sur du coton absorbant, lui-même stérilisé et mouillé préalablement avec de l'eau stérile. Il affirme que la composition du lait n'est pas modifiée par cette filtration et que cependant les microbes ne passent pas. Cette affirmation est difficile à accepter. Il y a dans le lait des substances non dissoutes, des globules graisseux, de la caséine, des phosphates qui ne peuvent traverser le filtre si vraiment les microbes ne le traversent pas. En fait, le Dr Variot, qui a étudié le procédé, a vu que si la composition du lait n'était pas modifiée par la filtration sur la ouate humide, celle-ci laissait passer toutes les impuretés ajoutées au liquide.

Restent les moyens physiques : le froid et le chaud.

Le froid n'exerce qu'une protection temporaire sur le lait ; même en le faisant agir d'une manière permanente, ce qui est très coûteux, il ne fait que retarder la corruption du lait (1).

La chaleur est l'agent de destruction des microbes le plus sûr que nous connaissions. L'art de la désin-

(1) D'après MM. Nourry et Michel, le lait saturé d'acide carbonique sous pression et maintenu à froid, ne se coagule qu'au bout de huit jours, tandis que le lait ordinaire se caille généralement dans les quarante-huit heures. Ce même lait porté à des températures de 45°, 65° et 80° se caille dans les conditions ordinaires. Porté à la température de 120°, il se coagule aussitôt. Il semble donc que l'acide carbonique n'ait pas réellement sur le lait une action microbicide ; il retarde seulement la pullulation microbienne (*Journal de pharmacie et chimie*, février 1893).

fection n'a fait de réels progrès que du jour où on l'a employée d'une manière systématique et méthodique. Pour stériliser le lait, c'est la chaleur qui donne les meilleurs résultats et c'est le procédé le plus pratique (1). C'est le seul que nous étudierons.

Posons d'abord un principe qui explique les résultats variables obtenus par divers expérimentateurs : le degré de température auquel succombe un microbe déterminé peut varier avec le liquide qui le renferme et suivant le temps pendant lequel on maintient le liquide à ce degré thermique. Ainsi tel microbe est tué dans l'eau à une certaine température, qui, dans le lait, succombe à une température moindre, et dans les crachats, a une température plus élevée. Dans un même liquide, à une température de 70° par exemple, un microbe résiste dix minutes, qui succombe sûrement après une demi-heure.

Ceci établi, on peut considérer comme des lois

(1) DUCLAUX, Sur les procédés de conservation du lait, *Annales de l'Institut Pasteur*, 1889, p. 30 ; Sur la stérilisation du lait, *ibid.*, 1891, p. 50 ; Les laits stérilisés, *ibid.*, 1895, p. 281 ; La digestibilité du lait stérilisé, *ibid.*, 1894, p. 352. Du même auteur, voyez aussi les deux livres cités : *Le lait* et *Principes de laiterie*.

STRAUS, De la stérilisation et de la désinfection par la chaleur, *Arch. de méd. expérimentale*, 1890, n° 2.

VINAY, *Manuel d'asepsie*, 1890.

ARNOULD, La stérilisation alimentaire, *Un vol. de la Coll. Charcot-Debove*, 1894.

A. RODET, De la stérilisation du lait, *Lyon médical*, 23 et 30 décembre 1894, 6 et 13 janvier 1895.

générales dont les exceptions sont insignifiantes pour la pratique :

1° Que les ferments lactiques ordinaires et les microbes pathogènes rencontrés dans le lait, même le bacille de la tuberculose, sont sûrement détruits dans ce liquide par une température de 80° pendant dix minutes, ou de 68° pendant trente minutes ;

2° Que les ferments de la caséine sont beaucoup plus résistants à la chaleur. Le *bacillus subtilis*, le *tyrothrix tenuis*, le *bacillus mesentericus vulgatus* produisent des spores qui ne sont détruites qu'à des températures très élevées. Si les bacilles adultes succombent aux environs de 100°, leurs spores peuvent supporter une température de 115° pendant une minute. Il y a longtemps déjà que Pasteur a fait voir qu'une simple ébullition était incapable d'assurer la conservation indéfinie du lait, mais qu'on y arrivait à peu près sûrement par un chauffage à 107° prolongé un certain temps. Pour détruire les spores des ferments de la caséine, il est admis qu'il faut une température de 110° environ pendant dix minutes. C. Frœnkel a affirmé qu'une température de 102° pendant trois quarts d'heure était capable de produire le même résultat (1) ; mais cette dernière assertion ne doit être acceptée qu'avec réserve ; elle appelle encore une vérification.

(1) C. FRŒNKEL, Ein neues Verfahren der Milchsterilisirung, *Hygien. Rundschau.*, 1893, n° 14.

Examinons maintenant les procédés utilisés pour détruire les microbes du lait par la chaleur. Ces procédés sont aujourd'hui très nombreux ; mais on peut les ramener à quatre. Il y a deux procédés industriels : la stérilisation et la pasteurisation. Il y a deux procédés de ménage : l'ébullition et le chauffage au bain-marie à 100°. Avec le premier seul, on obtient une stérilisation absolue ; avec les trois autres, on n'obtient que des stérilisations incomplètes ou relatives, mais qui, en pratique, peuvent suffire dans certains cas. Je ne donnerai que les indications nécessaires sur les appareils industriels ; mon but est surtout d'exposer des données générales qui permettent de faire un choix parmi tous ces procédés.

STÉRILISATION ABSOLUE. — Nous réservons le nom de stérilisation aux opérations qui se proposent de détruire absolument tous les microbes et toutes les spores du lait. Malheureusement beaucoup d'industriels et même de médecins désignent souvent sous le nom de stérilisation des purifications incomplètes ou relatives et il s'est établi à ce sujet des confusions qu'il serait temps de voir se dissiper.

Pour obtenir une stérilisation absolue, il faut porter le lait à une température d'environ 108° à 110° pendant une dizaine de minutes.

Pour y arriver, on a songé à placer les bouteilles de lait dans un bain-marie rempli d'une solution saline dont le point d'ébullition est de 110°. Mais pour de grandes quantités de lait, ce procédé est compliqué ; aussi est-il peu usité.

Le moyen le plus ordinaire consiste à placer les bouteilles de lait dans une de ces étuves à vapeur sous pression, si employées aujourd'hui, et qui dérivent de l'autoclave de Papin ; l'opération nécessite des appareils spéciaux qui ne peuvent être employés que dans l'industrie. De grandes exploitations agricoles possèdent aujourd'hui ces appareils et s'en servent chacune avec des « tours de main » particuliers, destinés à empêcher l'altération du goût, de l'aspect et des principes du lait sous l'influence de ces hautes températures. Immédiatement après la traite, le lait est réparti dans des bouteilles portées aussitôt à l'étuve, soumis pendant quelques minutes à l'action de la vapeur d'eau sous une pression de plusieurs atmosphères, de manière à avoir des températures de 110° environ ; les bouteilles sont bouchées, avant ou après le passage à l'étuve, par des procédés qui varient avec chaque industriel, mais qui ont toujours pour but la parfaite asepsie des bouchons et la fermeture hermétique de la bouteille. On trouve maintenant dans les laiteries, les épiceries, les pharmacies, du lait ainsi stérilisé, de provenance sûre, mais peut-être d'un prix encore trop élevé.

On a adressé certains reproches au lait stérilisé et il importe de les examiner de très près. Nous pouvons diviser ces objections en quatre catégories.

I.—En premier lieu, on reproche à la stérilisation de ne pas être toujours parfaite, de ne pas toujours empêcher le lait de se corrompre et par suite de ne pas donner de sécurité.

Or le reproche n'est fondé que pour quelques bouteilles, mais non pour la majorité. D'une manière générale, le lait stérilisé se conserve longtemps sans altération microbienne. Prenez une bouteille de lait stérilisé de bonne marque, placez-la à l'étuve à 37°, température très favorable au développement des germes ; d'ordinaire, le lait ne se caille pas ; et ensemencé par les milieux habituels, il se montre stérile.

Ce n'est que très rarement qu'après le passage à l'étuve on observe la coagulation ou des ensemencements fertiles. Qu'il y ait parfois des bouteilles dont le lait est imparfaitement stérilisé, on le conçoit aisément : la fermeture a pu être mal faite, avec un bouchon souillé ; il a pu y avoir contamination accidentelle dans les manipulations consécutives à l'action de la chaleur. Avec les progrès de la stérilisation, cela devient de plus en plus exceptionnel. D'ailleurs, il est facile d'éviter l'inconvénient qui résulte d'une bouteille mal stérilisée ; on n'a qu'à s'imposer les deux conditions suivantes :

1°. Quand on se sert du lait stérilisé dans l'industrie pour l'allaitement artificiel, il faut toujours, après avoir débouché une bouteille, examiner si le lait n'est pas caillé, le sentir pour savoir s'il n'a pas une odeur désagréable, le goûter pour connaître s'il a une saveur aigre ou amère ; il faut être sûr, avant de le donner à l'enfant, qu'il n'est pas coagulé, qu'il n'a pas d'odeur, et qu'il a simplement le goût du lait cuit.

2°. On évitera en grande partie les inconvénients qui pourraient résulter d'une faute commise dans la stérilisation de quelques bouteilles, en ne se servant que de lait stérilisé depuis peu de temps, depuis moins d'une semaine ; au cas où une bouteille aurait été incomplètement stérilisée, son contenu a été néanmoins soumis à l'action d'une haute température et ne s'altèrera qu'après un certain temps. Les accidents qui pourraient résulter de l'ingestion d'un lait gâté seront évités en grande partie si on consomme le lait le plus tôt possible après l'action de la chaleur.

II. — Voici le second ordre d'objections adressées au lait stérilisé. On a accusé l'action des hautes températures de changer la saveur du lait et d'altérer la constitution chimique de ces principes : caséine, lactose, beurre, sels, et par suite de le rendre indigeste ou de diminuer ses qualités nutritives. Ces objections méritent de nous arrêter, car, pour la plupart, elles ne s'adressent pas seulement à la stérilisation absolue, mais à tous les procédés de chauffage.

Le lait stérilisé a le goût du lait cuit ; mais ce goût apparaît dès qu'on porte le lait vers 75° ; il est presque impossible de l'éviter dès qu'on fait agir la chaleur ; cette saveur n'est pas un obstacle à l'allaitement ; le nourrisson, dont le sens du goût est peu développé, avale le lait stérilisé aussi bien que le lait cru.

L'action de la chaleur fait subir certaines modifications à la caséine. Quelles sont-elles ? Au point de vue de l'allaitement, sont-elles favorables ou défavobles ? Quelques explications sont ici nécessaires.

Le premier acte de la digestion du lait dans l'estomac, c'est la coagulation de la caséine, qui est due à un ferment soluble sécrété par les glandes gastriques au même titre que la pepsine et qui existe dans l'estomac de tous les mammifères, particulièrement abondant chez les petits à la mamelle. Ce ferment, c'est la *présure* ou *lab-ferment*. Dans l'industrie des fromages, on se sert de la présure retirée de l'estomac du veau. La présure pouvant être recueillie dans l'estomac des animaux, on peut facilement étudier *in vitro* son action sur le lait. On constate ainsi que la présure coagule la caséine, mais que la coagulation s'opère d'une manière différente suivant la nature du lait mis en expérience. Avec le lait de femme, on a un coagulum à flocons très fins, très grenus, très divisés ; avec le lait de vache cru, on a un coagulum à grosses masses, peu floconneux, peu granuleux, peu divisé ; avec le lait de vache bouilli ou soumis au bain-marie à 100°, le coagulum se rapproche de celui du lait de femme ; pour le lait stérilisé à des températures supérieures à 100°, des affirmations contraires se sont produites ; M. Gautrelet affirme qu'on obtient un coagulum encore plus compact, encore moins divisé qu'avec le lait de vache cru (1) ; par contre, M. Comby a constaté que le coagulum du lait stérilisé ne diffère pas de celui du lait bouilli. Les recherches que j'ai faites avec M. Apert, interne du service, m'ont montré que par la présure, le lait stérilisé se coagule comme le lait bouilli, c'est-à-dire en flocons beaucoup plus fins que le lait de vache cru. D'autre part, en examinant les caillots de lait vomis par les nourrissons, il est facile de s'assurer qu'il n'y a guère de différence entre les caillots du lait stérilisé, ou bouilli, ou chauffé au bain-marie à 100°. D'ailleurs, M. Gautrelet a bien voulu me dire que dans ses recherches, il avait coagulé la caséine des divers laits par les acides et non par la présure, ce qui explique sans doute en partie la différence de nos résultats (2).

Pourquoi attache-t-on cette importance aux caractères du caillot ? Lorsque le lait a été coagulé dans l'estomac par la présure du suc gastrique, celui-ci

(1) GAUTRELET, Influence de la température sur l'état de divisibilité de la caséine dans le lait de vache, *Société médico-chirurgicale de Paris*, 25 mars 1895.

(2) Sur les causes probables de ces modifications dans le mode de coagulation de la caséine, voyez : SOXHLET, La chimie dans l'alimentation de la petite enfance. *Rev. gén. des sciences*, 1894, p. 713.

continuant à agir par ses composés chlorés et sa pepsine, puis le suc pancréatique qui intervient dans le
duodénum liquéfient et peptonisent le coagulum ; on
suppose que cette seconde action sera d'autant plus
parfaite et d'autant plus rapide que le coagulum se
sera fait à plus petits flocons ; mais c'est une supposition ; rien ne prouve que les qualités du caillot aient,
pour sa bonne digestion, cette importance primordiale ; un caillot même gros, étant brassé par l'estomac en mouvement, se désagrège et se liquéfie peut-
être avec autant de facilité que le caillot à fins flocons;
les digestions *in vitro* ne prouvent pas grand chose à
cet égard ; car elles ne reproduisent pas l'élément
mécanique de la digestion stomacale. Quoi qu'il en
soit, il nous est permis de conclure que les modifications du mode de coagulation dues à l'influence des
hautes températures sont plutôt favorables que défa-
vorables à la digestion.

Quand on chauffe le lait vers 115°-120°, il prend
une couleur jaune brunâtre rappelant la teinte du
café au lait et un goût désagréable (goût de caoutchouc). On a prétendu que cette modification était
due à une altération du lactose qui, sous l'influence du surchauffage et en présence de sels alcalins
du lait, se transformerait en caramel. Le lactose,
dans cette transformation, donnerait naissance à
des dérivés de la série ulmique (Gautrelet), ou à des
acides, comme l'acide formique (Cazeneuve et Had-

don), dont la présence suffit à expliquer la coagulation du lait (1). Mais M. Duclaux ne croit pas que les modifications dont nous venons de parler soient dues à une altération du lactose, car le dosage de cette substance montre qu'elle n'a pas diminué après l'action de la chaleur; il pense que cette coloration anormale et ce mauvais goût du lait porté aux environs de 120° sont dus à une modification de la caséine. Au point de vue pratique, ce débat n'importe guère aujourd'hui. Les laits stérilisés que l'industrie nous livre maintenant, ne présentent plus ces altérations.

Il en est de même du goût de suif qu'on attribue à la mise en liberté des acides gras sous l'influence des hautes températures ; les laits stérilisés que nous faisons consommer à nos nourrissons en sont dépourvus.

C'est que la stérilisation du lait a fait de très grands progrès. On a découvert des « tours de mains » sur lesquels on est assez sobre d'explications. L'un d'eux consiste, je crois, à employer des températures peu supérieures à 100° mais longtemps continuées (104° par exemple pendant trois quarts d'heure). Un autre consiste à employer le procédé de M. P. Cazeneuve (de Lyon). Il s'agit d'un mode de chauffage et de bouchage

______

(1) P. Cazeneuve et Haddon, Sur les causes de la coloration et de la coagulation du lait par la chaleur. *C. R. de l'Académie des sciences*, 10 juin 1895.

qui permet de désoxygéner le lait, de le chauffer à l'abri
de l'air et de fermer les bouteilles de façon qu'il ne
reste pas d'air en contact avec le lait (1). Il semble
aussi qu'on évite en partie les inconvénients du surchauffage grâce à un appareil permettant de refroidir très rapidement le lait qui sort de l'étuve sans
casser les bouteilles qui le renferment.

La stérilisation par *chauffage discontinu*, ou *tyndallisation*,
permet aussi de purifier le lait de tous les germes en l'altérant
au minimum. Ce procédé, bien connu dans les laboratoires,
consiste à porter trois fois le lait à 100° une fois tous les jours
pendant trois jours; les spores résistent seules au premier chauffage ; elles se développent et donnent des microbes adultes qui
sont détruits le lendemain ou le surlendemain, à la seconde ou
à la troisième séance. Mais l'opération est longue et coûteuse.
Pourtant, elle est appliquée par une compagnie anglaise. En
Suède, Dahl pratique cinq chauffages successifs à 70°, d'une
demi-heure chacun ; on dit que le lait de Dahl se conserve
plusieurs années, qu'il est frais et doux. Nous ignorons si la
tyndallisation est appliquée dans une exploitation agricole fran-
çaise. Le chauffage discontinu avait déjà été préconisé empiri-
quement par Gay Lussac ; il avait appris des ménagères qu'on
peut empêcher le lait de se gâter en le faisant bouillir tous les
deux jours.

Enfin on reproche à la chaleur de précipiter une
grande partie des phosphates du lait et de diminuer
ainsi l'assimilation de la matière minérale nécessaire à l'édification du squelette.

(1) CAZENEUVE. Sur la stérilisation du lait. *Lyon médical*, 10 et
24 mars 1895.

Le phosphate de chaux en dissolution dans le lait est du phosphate tribasique. Dans quelles conditions ce sel, d'ordinaire insoluble, est-il maintenu en dissolution dans le lait ? Naguère, on invoquait la réaction acide du lait, opinion manifestement erronée. Puis, on a admis que les phosphates étaient dissous grâce à leur combinaison aux matières protéiques. M. Vaudin, dans des travaux récents, a apporté des vues nouvelles (1). Soxhlet a découvert la présence de l'acide citrique dans le lait. D'après M. Vaudin, ce sont les citrates alcalins qui, en présence du lactose, maintiennent en dissolution le phosphate de chaux, même dans un liquide à réaction neutre ou faiblement alcaline.

Quoi qu'il en soit, on sait que les phosphates du lait se précipitent par la chaleur, mais qu'ils se redissolvent en grande partie par le refroidissement. On sait aussi que les phosphates du lait se précipitent sous l'influence du temps ; comme on conserve les laits stérilisés, on doit se demander si leurs phosphates ne finissent pas par être précipités.

J'ai prié M. Sonnié-Moret, pharmacien de l'hôpital des Enfants malades, et M. Radais, interne en pharmacie, d'exécuter le dosage des phosphates en suspension ou en solution dans divers laits stérilisés et le dosage des phosphates qui sont contenus dans

(1) L. VAUDIN, Sur le phosphate de chaux en dissolution dans le lait (*Annales de l'Institut Pasteur*, 1894).

l'enduit muqueux du fond et des parois des bouteilles qui les renferment. Quand ces dosages sont pratiqués après agitation de la bouteille de manière à mélanger cet enduit au contenu, la teneur du lait stérilisé en acide phosphorique est à peu près normale. Si au contraire on siphonne le lait contenu dans une bouteille maintenue au repos, en laissant l'enduit muqueux sur les parois, on trouve des chiffres très variables : l'enduit muqueux renferme parfois la moitié, parfois seulement la trentième partie de l'acide phosphorique total du lait. J'en conclus qu'avant de déboucher une bouteille de lait stérilisé, il sera toujours bon de l'agiter, de manière à mélanger autant que possible l'enduit des parois à la masse totale du lait. D'ailleurs, comme il y a dans le lait de vache une proportion beaucoup plus considérable d'acide phosphorique que dans le lait de femme, il est permis de penser qu'ainsi il y en aura toujours assez pour les besoins de l'ossification.

III. — Dans le troisième ordre d'objections, on remarque que le lait parfaitement stérilisé ne se conserve pas indéfiniment avec ses caractères normaux ; même sans altérations microbiennes, il subit à la longue des modifications qui portent surtout sur la matière grasse.

Dans le lait normal, les globules de beurre sont suspendus à l'état d'émulsion très fine ; après la stérilisation, cette émulsion persiste avec ces caractères pendant une semaine ; mais après ce temps (1), une partie de la graisse perd l'état d'émulsion, se sépare et surnage à la surface du lait sous forme de grosses gouttes qui à la longue s'agglutinent en beurre. Le chauffage au bain-marie vers 40° et l'agitation permettent au début de faire reprendre à la matière grasse, au moins à une grande partie, son état primitif d'émulsion. Mais au bout de deux ou trois semaines, cela n'est plus possible. Comme l'état de fine division des matières grasses rend le lait beaucoup plus facile à digérer, le lait stérilisé doit être employé dans la semaine qui suit l'action de la chaleur. Nous sommes ainsi conduits à la même conclusion qu'il y a un instant.

D'ailleurs, quand on garde le lait stérilisé plusieurs mois, la matière grasse finit par rancir et le liquide prend une odeur désagréable et une saveur amère, un goût de suif. On dit, il est vrai, que ces altérations, résultats d'oxydations lentes, peuvent être évitées dans une large mesure par le procédé de M. Cazeneuve. Mais si on s'impose l'obligation de consommer le lait stérilisé le plus tôt possible, tout cela importe peu.

En résumé, aucune des objections de principe adressées à la stérilisation du lait n'est suffisante pour empêcher qu'on ne s'en serve dans l'allaitement

(1) RENK, La graisse dans le lait stérilisé. *Archiv f. Hyg.*, 1894, Bd. XVII.

artificiel. Si on choisit un lait de bonne marque, stérilisé depuis peu de temps (1), si on examine avec soin chaque bouteille débouchée, on peut le donner en toute confiance.

IV. — Passons aux objections tirées de la clinique. Elles peuvent se résumer ainsi : le lait stérilisé dégoûte les enfants, est moins nourrissant et plus indigeste que les autres laits.

D'un travail de M. Bendix (2) qui a fait de patientes recherches chimiques sur les matières fécales, j'extrais les conclusions suivantes :

1° Un enfant bien portant assimile aussi bien les substances azotées et les graisses du lait stérilisé que celles du lait non stérilisé.

2 Il en est de même des enfants dyspeptiques, et s'ils assimilent le lait moins bien que les enfants sains, il n'existe sous ce rapport aucune différence entre l'assimilation du lait stérilisé et celle du lait non stérilisé.

3° La stérilisation ne modifie que fort peu l'odeur et le goût du lait. Si les enfants font quelquefois des difficultés pour prendre le lait stérilisé, ils n'y pensent plus au bout de quelques jours et le prennent aussi bien que le lait non stérilisé.

(1) A ce point de vue, il serait à désirer que chaque bouteille portât la date du jour où le lait a été trait et stérilisé. Mais la bonne volonté des industriels ne va pas encore jusque-là.

(2) B. BENDIX, La digestibilité du lait stérilisé et du lait non stérilisé. *Jahrb. f. Kinderheilkunde*, 1894, p. 393.

4° Le lait stérilisé ne provoque pas de troubles du tube digestif; au contraire, son emploi est suivi d'une amélioration de l'appétit et de l'état général.

Voici maintenant ce que m'a appris une observation assez longue : dans l'allaitement artificiel, l'usage du lait de vache stérilisé, surtout du lait stérilisé avec les procédés perfectionnés, à la condition d'examiner comme je l'ai dit toute bouteille qu'on vient de déboucher et qu'on consomme du lait trait et stérilisé depuis moins d'une semaine, donne d'excellents résultats. Le lait de vache stérilisé présente sans doute des inconvénients; mais ce sont ceux qui sont inhérents à la composition même du lait de vache et on les retrouve à un égal degré dans les laits crus, pasteurisés, bouillis, ou chauffés au bain-marie. La prochaine leçon aura pour objet d'étudier ces inconvénients et les moyens d'y parer.

Frappés des objections adressées à la stérilisation absolue du lait par le surchauffage, opération qui, il y a quatre ou cinq ans, était beaucoup moins perfectionnée qu'aujourd'hui, des industriels et des médecins ont voulu employer la chaleur suivant d'autres modes ; on a proposé de chauffer le lait au dessous de 100° : c'est la *pasteurisation* ; on a proposé d'en revenir à la simple *ébullition* ; on a enfin prôné le chauffage du lait au *bain-marie* à 100°. Etudions chacun de ces procédés.

PASTEURISATION. — En chauffant le lait à 75° ou 80°, on détruit les ferments lactiques et les microbes pathogènes du lait; seuls les germes des ferments de la caséine résistent.

On s'est donc dit : renonçons à détruire les ferments de la caséine ; après tout, si nous détruisons les autres bactéries et si nous ne conservons pas le lait trop longtemps, ils ne pourront pas altérer sérieusement le lait ; bien plus, M. Duclaux n'a-t-il pas montré qu'ils pouvaient faciliter la digestion de la caséine, servir d'auxiliaire aux ferments digestifs ? Chauffons donc le lait à 75° ou 80°. Nous le purifierons suffisamment et nous l'altérerons au minimum.

Voilà l'origine de la méthode. On lui a donné le nom de pasteurisation, parce qu'elle part du même principe que celle que M. Pasteur a conseillée avec tant de succès pour la conservation du vin et de la bière.

La pasteurisation exige des appareils compliqués. Il n'est pas facile de porter une grande masse de lait à 75° ou 80° et à l'y maintenir 20 à 30 minutes. De plus on s'est aperçu que, la pasteurisation était plus nuisible qu'utile si le lait chauffé n'était pas refroidi brusquement, parce que dans le refroidissement lent, le lait passe par des températures de 30° à 40° qui sont engénésiques pour beaucoup des microbes non détruits. Cette nécessité du refroidissement brusque a compliqué les appareils.

Le procédé le plus usité est le procédé dit de la

plaque ; le lait passe sur une lame métallique ondulée que l'on chauffe avec de l'eau chaude, que l'on refroidit ensuite avec de l'eau froide.

La pasteurisation du lait n'a pas donné les beaux résultats de la pasteurisation du vin. Le lait pasteurisé ne se conserve que peu de temps ; on n'est pas toujours sûr d'avoir détruit tous les ferments lactiques. Au point de vue de la purification, on ne peut donc lui accorder qu'une médiocre confiance. Quant à l'absence d'altérations du lait, c'est une chimère. M. Duclaux fait remarquer que le goût du lait cuit et les modifications des principes du lait par la chaleur commencent justement à se produire vers 75°. Il m'a été donné de goûter du lait frais, du lait pasteurisé et du lait stérilisé ; le lait pasteurisé avait le goût de cuit, moins prononcé que celui du lait stérilisé ; mais il l'avait. Je ne crois pas que le lait pasteurisé puisse rendre les services du lait stérilisé dans l'allaitement artificiel.

J'en dirai autant du lait stérilisé dans des étuves à vapeur sans pression ; on ne peut ainsi porter le lait au-dessus de 100° ; le procédé ne présente aucun avantage ; je ne sache pas qu'il soit employé en France.

ÉBULLITION. — Le point d'ébullition du lait est un peu supérieur à celui de l'eau ; le lait bout à 101° environ. Lorsqu'on chauffe le lait à l'air libre, le liquide commence à « monter » ou à « s'enlever » bien avant d'entrer en ébullition, à 75° (Comby), à 85° (Gautre-let). Le lait monte donc avant de bouillir et les ménagères savent que pour obtenir l'ébullition véritable, il faut briser la croûte de caséine solidifiée (frangipane) qui recouvre le liquide et laisser le lait sur le feu jusqu'à l'apparition de gros bouillons. Mais si toutes les ménagères connaissent ce fait, beaucoup, lorsqu'on leur dit de faire bouillir le lait, se contentent de le laisser « enlever ». C'est là une source d'erreurs et de dangers que le médecin doit bien connaître. En raison de ces particularités, Soltmann et d'autres auteurs ont imaginé des appareils bouilleurs spéciaux qui ont pour but de favoriser l'ébullition. Mais ils compliquent une opération dont un des grands mérites est la simplicité.

Le lait porté à l'ébullition pendant 3 ou 4 minutes, est sûrement privé des ferments lactiques et des microbes pathogènes. Mais les spores des ferments de la caséine n'étant pas détruits, il n'est pas susceptible de se conserver longtemps. Quant aux modifications que l'ébullition fait subir aux principes du lait, ce sont d'abord les mêmes que nous avons indiquées en parlant de la stérilisation ; et nous avons vu qu'aucune ne constituait un vice rédhibitoire. En outre, on a accusé l'ébullition de diminuer la richesse en caséine ; la pellicule blanchâtre qui se forme à la surface du lait et qui s'attache aux parois du vase (frangipane) est en effet de la caséine ; les ménagères

l'enlèvent à la cuiller au fur et à mesure qu'elle se
forme pour favoriser l'ébullition. Mais ce n'est pas là
une objection valable ; loin d'être un mal, cette perte
d'une partie de la caséine est un bien ; car, je le dirai
prochainement, un des grands inconvénients du lait
de vache dans l'alimentation des jeunes enfants, c'est
la richesse en caséine. On a dit aussi que la perte
d'une certaine quantité d'eau entraînait une augmentation de la densité et une concentration plus grande
du liquide au point de vue des matières grasses et du
sucre de lait. En fait, les analyses de M. Duclaux et
celles de M. Crolas (1) montrent qu'il n'y a entre la
composition du lait cru et du lait bouilli que des différences insignifiantes.

Lorsqu'on fait bouillir le lait immédiatement après
la traite et qu'on le consomme dans la journée, on
peut considérer l'ébullition comme un excellent procédé de purification. A la campagne ou au voisinage
d'une laiterie bien tenue, on peut mettre le lait sur le
feu presque aussitôt après la traite, et on obtient de
très bons résultats (2). Mais soumettre le lait à l'action de la chaleur, 10, 15, 20 heures après la traite,

(1) Crolas, Lait cru ou lait bouilli. *Soc. des Sciences méd. de
Lyon*, 1893.

(2) M. le Dr H. Drouet a plaidé avec de bonnes raisons la cause
du lait bouilli dans les ouvrages suivants : *De la valeur et des effets du lait cru dans l'allaitement artificiel.* Paris, 1892, Soc. d'édit.
scient. *De l'alimentation artificielle des jeunes enfants.* Paris, 1892,
G. Steinheil. De la valeur comparée du lait bouilli dans l'allaitement artificiel, *Journal de clin. et de thér. infantiles*, 1894.

comme cela se fait souvent dans les grandes villes, c'est une pratique détestable, surtout pendant l'été ; et là gît la source de beaucoup de gastro-entérites ; je vais revenir sur ce point capital.

CHAUFFAGE AU BAIN-MARIE A 100°. — En raison des reproches adressés à la stérilisation, à la pasteurisation et à l'ébullition, on a enfin proposé le chauffage du lait au bain-marie à 100° pendant une durée assez longue, procédé d'une application simple, qui avait donné, il y a déjà longtemps, d'excellents résultats à Appert (1) pour la conservation du lait concentré.

Deux types d'appareils ont été proposés pour réaliser le chauffage au bain-marie. Nous prendrons pour exemple des premiers la marmite d'Escherich, pour exemple des seconds l'appareil de Soxhlet.

M. Escherich (2) emploie un récipient en porcelaine d'une capacité de plusieurs litres, muni à sa partie inférieure d'une prise à robinet, et à sa partie supérieure d'une tubulure qui permet l'issue des vapeurs pendant le chauffage et l'entrée de l'air à travers de l'ouate pendant les prises de lait. Ce récipient est rempli de lait aux deux tiers et placé dans un bain d'eau ; celle-ci est portée à l'ébullition et y est maintenue une demi-heure. L'opération terminée, on retire le lait, au fur et à mesure des besoins,

____

(1) APPERT (Charles-Nicolas), *Art de conserver toutes les substances animales et végétales.* Paris, 1810.
(2) *Berl. klin. Woch.*, 1890 ; et *Münch. med. Woch.*, 1891.

par le robinet de la partie inférieure ; à chaque prise, l'air rentre par le tube supérieur, filtre sur la ouate qui ne permet pas l'entrée de micro-organismes.

M. Soxhlet adresse à l'appareil d'Escherich un certain nombre de reproches ; par exemple, la ouate n'est pas stérile et elle est souvent mouillée par le lait au moment de la montée.

M. Soxhlet a proposé un système très ingénieux (1), qui, tout de suite perfectionné de diverses manières, est devenu en France d'un usage courant, grâce aux travaux de M. Budin et de son élève M. Chavane (2).

L'appareil primitif de Soxhlet a subi des modifications qui l'ont rendu plus simple, mais qui n'en altèrent pas le principe (appareil de Egli-Sinclair, de Gentile, de Budin, de Vinay, de Rodet, etc.). Le procédé se résume en ceci : 1° on se sert de petites bouteilles à goulot évasé et soigneusement rodé qui contiennent la quantité de lait nécessaire pour une tétée ; 2° chacune de ces bouteilles, mise au bain-ma-

(1) SOXHLET, *Münch. med. Woch.*, n°s 15 et 16, 1886.

(2) BUDIN et CHAVANE, De l'emploi pour les nourrissons du lait stérilisé à 100° au bain-marie. *Bull. de l'Acad. de médecine,* 19 juillet 1892, 25 juillet 1893, 17 juillet 1895.

CHAVANE, *Du lait stérilisé, son emploi dans l'alimentation des nouveau-nés* : Thèse de Paris, 1893.

BUDIN, Lait stérilisé et allaitement. *Revue générale des sciences pures et appliquées*, 15 novembre et 15 décembre 1893.

rie, se bouche automatiquement lorsqu'on la laisse refroidir et reste fermée jusqu'au moment où on doit l'utiliser.

Prenons comme exemple l'appareil de Soxhlet modifié par Gentile qui est un des plus simples. Il se compose d'un bain-marie en métal étamé avec un porte-bouteilles (Fig. I), de flacons gradués (Fig. II)

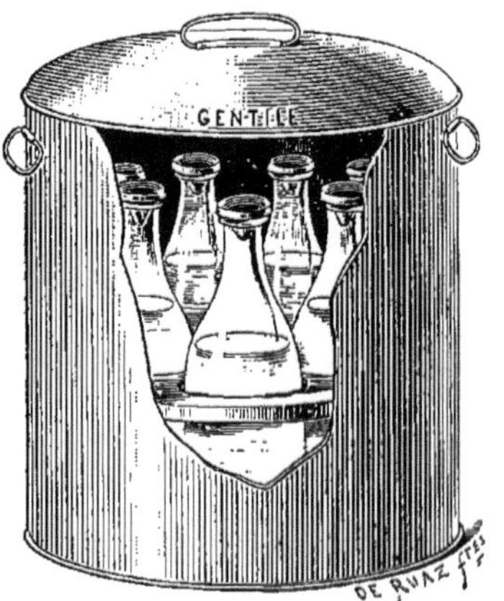

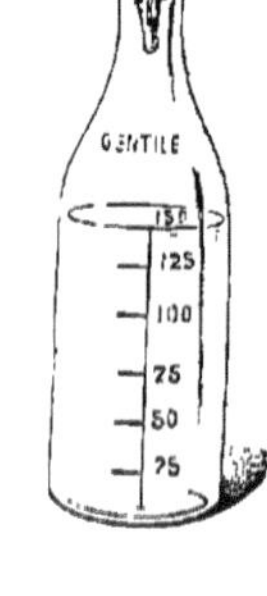

Fig. I.　　　　　　　　　　Fig. II.

et d'obturateurs automatiques (Fig. III, IV et V). Le porte-bouteilles renferme des places en nombre variable (5, 10, 25) ; les plus usités sont ceux qui renferment 10 flacons. L'obturateur automatique est en caoutchouc rouge ; c'est un petit disque muni sur sa face inférieure d'un appendice à forme de pyramide quadrangulaire, ce qui donne à la pièce la forme d'un clou. Cet appendice entre dans le goulot du flacon sans frottement,

Pour se servir de l'appareil, on verse dans chaque bouteille la quantité de lait pur ou de lait coupé
nécessaire à une tétée ; on place ensuite un obtura-

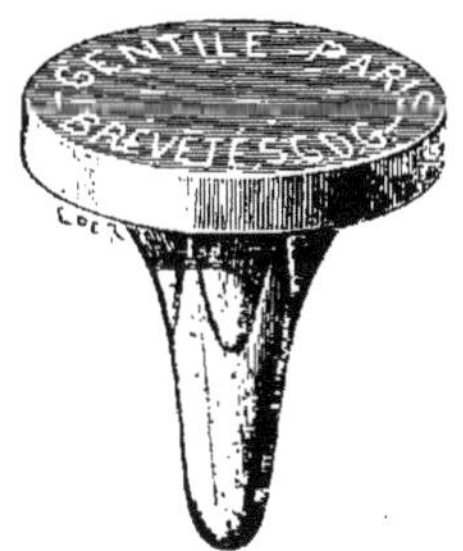

Fig. III.

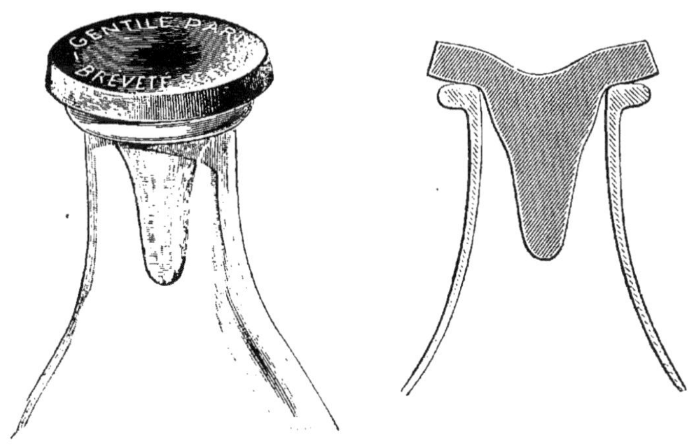

Fig. IV.   Fig. V.

teur sur le goulot. Tous les flacons ainsi préparés
sont mis dans le porte-bouteilles, puis dans la marmite
qui contient de l'eau froide. Le niveau de l'eau doit af-

fleurer à peu près celui du lait dans les flacons. La marmite est alors garnie de son couvercle et portée sur un fourneau. La température de l'eau du bain-marie s'élève jusqu'à l'ébullition, qu'on maintient pendant 40 minutes. Pendant l'ébullition, des gaz s'échappent de chaque flacon en soulevant l'obturateur; mais celui-ci ne tombe pas, car il est maintenu dans le goulot par la petite pyramide de sa face inférieure. Après 40 minutes d'ébullition, on enlève le couvercle, on sort doucement le porte-bouteilles de l'eau bouillante, en ayant soin de ne pas toucher aux obturateurs, et on laisse refroidir lentement. On voit alors, dès que la température s'abaisse, les obturateurs s'appliquer fortement sur les goulots des petites bouteilles et se déprimer à leur centre (Fig. V). La fermeture est hermétique; elle résulte, ainsi que la dépression, du vide produit par la condensation de la vapeur du lait qui, pendant le chauffage, a chassé l'air contenu dans la partie supérieure des flacons. Lorsque la dépression s'est produite, les bouteilles sont retirées et mises au frais dans une armoire ou un garde-manger.

« L'examen des flacons, dit M. Budin, permet d'avoir des preuves que le vide existe et que la stérilisation par conséquent a été faite. Ces preuves sont : 1° l'adhérence du disque sur le goulot de la bouteille ; 2° la dépression centrale de l'obturateur ; 3° l'expérience du marteau d'eau. Pour faire cette dernière, on renverse la bouteille qu'on doit tenir de la main gauche, pendant qu'avec le bord cubital de la main droite on frappe d'un coup brusque sur le fond : le liquide se déplace en masse et vient heurter la paroi en produisant un claquement sec ».

Lorsqu'on veut donner à téter, on prend une bouteille et on la plonge dans l'eau chaude pour faire tiédir le lait ; puis, on soulève le bord de l'obturateur et l'air pénètre en sifflant ; on goûte alors le lait pour apprécier sa saveur et sa température ; on applique une tétine sur le goulot de la bouteille et le biberon est tout prêt pour la tétée.

Pour apprécier la valeur du chauffage au bain-marie à 100°, il faut séparer deux choses : 1° le résultat de ce chauffage ; 2° les avantages du procédé spécial de Soxhlet.

Le chauffage au bain-marie à 100° pendant 40 minutes est-il supérieur à la stérilisation ? Examinons la question quant à la destruction des microbes et quant aux modifications des qualités physico-chimiques du lait.

Tandis que la stérilisation détruit tous les germes du lait, le chauffage à 100° en laisse subsister un certain nombre ; il ne détruit pas les spores des ferments de la caséine.

Demandons-nous ici quelle est la température du lait dans les flacons placés au bain-marie dans l'eau bouillante, c'est-à-dire à 100°. On a affirmé qu'elle ne montait pas au-dessus de 80°. M. Chavane répond qu'elle arrive aux environs de 100°. J'ai voulu m'éclairer sur ce point ; j'ai placé un thermomètre gradué à 200° dans les flacons à diverses phases de l'ébullition ; après un quart d'heure le lait est à 90°-92° ; après une demi heure à 95°-96° ; mais je ne l'ai pas vu dépasser ce dernier chiffre. Les ferments de la caséine ne peuvent donc être détruits.

Il est vrai que les résultats sont variables suivant la durée du chauffage ; d'après Feer, si celui-ci dure 15 minutes, on trouve après 24 heures plusieurs centaines de microbes ; s'il dure 30 minutes, quelques dizaines ; s'il dure 45 minutes, ou a parfois des ensemencements stériles. M. Rodet a obtenu des résultats semblables.

Mais M. Escherich l'a remarqué et M. Rodet lui-même, l'analyse bactériologique par la méthode usuelle ne nous renseigne qu'imparfaitement à ce sujet. Si on ensemence le lait peu après l'action de la chaleur, les germes peuvent être assez rares ou assez affaiblis pour qu'on ne parvienne pas à les cultiver sur les milieux ordinaires. Pour avoir des notions nettes, il faut porter à l'étuve à 37°, l'échantillon de lait tout entier et l'y laisser plusieurs jours. On regarde s'il se modifie, s'il se coagule, et on l'ensemence au bout d'un certain temps.

J'ai fait plusieurs fois cette expérience avec du lait traité par l'appareil de Soxhlet. En voici les résultats.

1° Lorsque le chauffage a été fait suivant les règles ordinaires, pendant 40 minutes, *avec des flacons bien lavés à l'eau bouillie chaude et des obturateurs bouillis*, le lait mis à l'étuve se coagule presque toujours (9 fois sur 10) après un nombre de jours qui varie de 5 à 20. L'ensemencement du lait fait au moment de la coagulation, décèle d'ordinaire le *bacillus mesentericus vulgatus* et le *bacillus subtilis*. A ce moment, le lait a souvent une odeur fétide et presque toujours une saveur amère que Hueppe a attribuée à la transformation d'une partie de la caséine en peptone.

2° Quand le chauffage a été fait, sans que les obturateurs de caoutchouc aient été bouillis, après les avoir simplement lavés, ainsi que les flacons, avec de l'eau du robinet du laboratoire, le lait, mis à l'étuve a donné dans *le quart des flacons*, après cinq ou six jours, une fermentation lactique très nette (coagulation, réaction très acide, culture du *bacterium coli*). Je laisse pour le moment ce dernier résultat de côté ; je m'en servirai dans un instant.

En somme, le chauffage du lait au bain-marie à 100°, fait dans les meilleures conditions, ne permet pas au lait de se conserver plus de cinq à six jours. Aussi M. Budin conseille-t-il de consommer le lait soumis à ce procédé de purification dans les vingt-quatre heures. Mais alors, au point de vue microbiologique, il ne présente aucun avantage sur l'ébullition simple, et il est inférieur au lait stérilisé.

6

On a dit que le chauffage au bain-marie à 100° modifiait beaucoup plus faiblement que la stérilisation les qualités physico-chimiques du lait. En fait, le lait chauffé au bain-marie à 100° pendant 40 minutes présente les modifications que tout chauffage au-dessus de 80° fait subir au lait ; la caséine est modifiée ; la coagulation par la présure se fait à flocons plus fins qu'avec du lait cru et nous savons que cette modification est considérée comme favorable ; il arrive souvent que le lait chauffé au bain-marie brunit un peu ; il a le goût du lait cuit, voire même une saveur aromatique qu'on ne perçoit pas dans les laits soumis à d'autres procédés de chauffage : si on le conserve, la graisse finit par perdre son état d'émulsion. A la vérité, ces modifications sont à peine moins prononcées que dans le lait stérilisé avec les appareils perfectionnés d'aujourd'hui.

On a dit aussi que le lait chauffé au bain-marie n'avait pas les inconvénients de l'ébullition ; ayant une faible surface de contact avec l'air, n'étant pas porté à sa température d'ébullition (un peu supérieure à 100°, on le sait), la pellicule solide qui se forme à la surface, la perte des gaz, la concentration du liquide seraient beaucoup moindres ; mais nous avons vu que ces objections adressées au lait bouilli étaient surtout théoriques.

Ce qui a fait le succès du chauffage du lait au bain-marie à 100°, ce n'est pas la supériorité de ce procédé

quant à la destruction des microbes et quant au peu
de modifications des qualités du lait, c'est l'emploi
de l'appareil de Soxhlet et de ses dérivés.

Les avantages du procédé de Soxhlet sont évi-
dents : le lait est fractionné par quantités nécessaires
pour chaque tétée, le bouchage est automatique ; la
bouteille qui doit servir de biberon est elle-même,
en même temps que le lait, soumise à l'action de la
chaleur. Toutefois, il n'est pas sans inconvénients.
Ainsi, l'obturateur de caoutchouc donne très souvent
au lait une odeur d'hydrogène sulfuré très forte et une
saveur désagréable. Il est vrai qu'on peut supprimer
ce défaut en faisant bouillir les bouchons à plusieurs
reprises.

En résumé, si on fait consommer le lait chauffé au
bain-marie à 100° dans les vingt-quatre heures, le
nombre des germes sera absolument négligeable ;
mais si on le conserve, on n'aura aucune sécurité.
Si on se servait du procédé de Soxhlet sans commet-
tre aucune faute, le lait pourrait se conserver quelques jours. Mais M. Carstens a bien montré combien
les erreurs sont faciles (1) ; et moi-même dans les expériences que je citais plus haut, je crois l'avoir fait
voir clairement (2).

(1) CARSTENS, Les erreurs qu'on commet dans l'alimentation du
nourrisson avec du lait stérilisé. *Jahrb. f. Kinderheilkunde*, 1893, Bd.
36, p. 144. Analysé in « *Revue mensuelle des maladies de l'Enfance* »,
1893, p. 465.
(2) M. Legay (de Lille) a imaginé un procédé de chauffage au

Mais une grave objection peut être faite à ce procédé comme à l'ébullition. Si le lait n'est pas soumis
au chauffage très peu de temps après la traite, il subit un commencement d'altération, surtout pendant
l'été, et quand on le chauffe, il renferme déjà des
produits toxiques issus de l'action des saprogènes ; la
chaleur détruira les germes, mais non les poisons, et
on observera des troubles digestifs. J'ai eu maintes
fois à constater des faits de cet ordre. Je raconterai celui qui m'a fait définitivement abandonner la
méthode de Soxhlet à l'hôpital. Le lait est apporté
tous les jours à l'hôpital des Enfants Malades vers
six heures du matin. On le soumet immédiatement
à l'ébullition. Il y a trois ans, je demandai que la
portion destinée au service de la Clinique ne fut
pas bouillie, mais fut apportée dans les salles où on

bain-marie différent de celui d'Escherich et de celui de Soxhlet.
Le lait est introduit dans une bouteille que l'on peut fermer
hermétiquement à l'aide du système dit « baïonnette », semblable à celui qui sert aujourd'hui pour boucher les bouteilles de
bière. Le lait doit affleurer à un certain niveau. La bouteille étant
bien fermée, on la met au bain-marie ; le lait monte sous pression ; quand il atteint au trait du goulot qui porte 85°, c'est que
la température du lait est à 85° ; sa température sera de 106° lorsque son niveau affleurera au trait supérieur qui porte 106°, mais
pour atteindre ce dernier degré, il faut un bain-marie dans une
solution saline (400 gr. de sel par litre d'eau). Le but que s'est proposé M. Legay, c'est de faire le chauffage sous pression de manière à éviter l'évaporation, la déperdition de gaz et la concentration du liquide. Nous ne pouvons rien dire de cet appareil, ne
l'ayant pas employé.

la soumettait immédiatement au chauffage au bain-
marie dans des appareils de Gentile. Or les résultats
ne furent pas très satisfaisants. La raison en est que
ce lait soumis à la chaleur à 7 heures du matin était
trait douze ou quatorze heures avant et avait par
suite tout le temps de s'altérer. Au mois de septembre, pendant de très fortes chaleurs, j'assistai dans
les salles à l'éclosion d'une épidémie de diarrhée
qui frappa tous les enfants qui avaient pris ce lait ;
quelques-uns furent très gravement atteints ; j'appris
que le lait aussitôt soumis au chauffage s'était coagulé, preuve que la fermentation lactique avait déjà
commencé. Dès lors, j'en suis revenu au lait stérilisé dans l'industrie ; celui-ci, soumis à l'action de
la chaleur aussitôt après la traite, ne nous donne pas
de mécomptes de ce genre.

CHOIX D'UN PROCÉDÉ DE STÉRILISATION. — Il nous
faut maintenant tirer une conclusion pratique de notre étude.

Ce qui apparaît d'abord clairement c'est que
tous les procédés de purification par la chaleur sont
bons à deux conditions : la première c'est que le lait
soit soumis à l'action de la chaleur presque tout de
suite après la traite ; la seconde c'est que le lait soit
consommé aussitôt que possible après l'action de la
chaleur.

On voit par suite que le choix d'un mode d'action
de la chaleur devra varier avec les circonstances.

Etes-vous dans le voisinage d'une source de lait qui vous offre toutes les garanties désirables, et pouvez-vous soumettre le liquide à l'action de la chaleur quelques instants après la traite ? Usez alors de la méthode de Soxhlet, ou usez de l'ébullition qui est presque aussi bonne, si vous assurez la parfaite propreté des vases, des biberons et des tétines ; dans les deux cas, que le lait soit consommé dans les vingt-quatre heures.

Mais êtes-vous éloigné de la source du lait et ne pouvez soumettre le liquide à l'action de la chaleur que plusieurs heures après la traite, repoussez la méthode de Soxhlet, repoussez l'ébullition. Alors, la seule ressource possible, c'est le lait stérilisé dans l'industrie. Ce lait, soumis au surchauffage aussitôt après la traite, se conserve très bien pendant plusieurs jours.

Résultats obtenus par l'emploi du lait stérilisé dans l'allaitement artificiel. — Les bons résultats de la purification du lait par la chaleur, opérée d'une manière méthodique, à la lumière des doctrines de Pasteur, ne sont plus contestés, je crois, par personne. Il n'y a plus guère de voix pour soutenir la supériorité du lait cru sur le lait chauffé dans de bonnes conditions. En fait, depuis quelques années la mortalité infantile, quoique très élevée encore, a certainement diminué. Il faut sans doute faire une grande part à l'emploi des laits purifiés par la chaleur dans cette diminution. Mais la statistique est absolument incapable de nous renseigner exactement là-dessus. Les statistiques globales ne tiennent aucun compte des éléments multiples qui entrent en jeu lorsqu'il s'agit d'apprécier le résultat d'un allaitement artificiel. On doit répéter ici : *non numerandæ, sed ponderandæ observationes*. Il faut d'abord séparer avec le plus grand soin les cas où le lait stérilisé est administré à des enfants sains et ceux où on le donne à des enfants déjà atteints de troubles digestifs plus ou moins graves. Cette séparation faite, une série de cas bien observés, bien suivis par des médecins préoccupés de la question et n'ignorant rien du peu que nous savons sur les troubles digestifs du nourrisson, vaut beaucoup mieux pour juger le litige que toutes les statistiques du monde. En France, nous avons les témoignages de M. Comby, (1) de MM. Budin et Chavane ; à l'étranger, ceux d'Escherich, de Heubner, d'Epstein, pour ne citer que les plus anciens. Pour moi, une observation de trois années en ville et à l'hôpital, m'a conduit aux conclusions suivantes : avec les laits purifiés par la chaleur suivant une bonne méthode, les incidents de l'allaitement sont très réduits : les augmentations de poids sont beaucoup plus régulières ; le nombre des gastro-entérites diminue, surtout le nombre des gastro-entérites graves.

(1) Comby, Le lait stérilisé, *Soc. méd. des hôp.* (10 oct. 1890).

Reconnaissons donc, avec **M.** Duclaux, que sur ce point comme sur tant d'autres, les idées pastoriennes ont amené une révolution.

Après cela, il ne faut pas croire que le problème de l'allaitement artificiel soit complètement résolu par l'usage d'un lait privé de microbes. L'emploi du lait purifié par la chaleur est une condition nécessaire d'un bon allaitement artificiel ; mais elle n'est pas la seule, c'est ce que je montrerai dans la prochaine leçon.

APPENDICE

Le lait stérilisé dans les Crèches.

A titre de document très instructif au sujet des objections adressées au lait stérilisé, je reproduis deux entrefilets du *Journal des praticiens*.

Dans l'exemplaire du 10 octobre 1894, on lisait ceci :

« La Commission d'hygiène de Saint-Denis a été saisie de plaintes des habitants de Pantin, au sujet du lait stérilisé distribué à la crèche de Pantin. — Les nourrissons prennent cet aliment en dégoût ; la saveur en est moins agréable que celle du lait naturel. Une décision du maire laissera dorénavant aux parents, le libre choix du lait distribué à leurs enfants. De plus, proposition ingénieuse, M. le D[r] Le Roy des Barres, membre de cette Commission d'hygiène, réclame l'installation auprès de chaque crèche, d'une petite vacherie inspectée par un vétérinaire et fournissant du lait pur et vivant, qui est supérieur au lait conservé par la stérilisation ».

Dans un des numéros suivants, on lisait une réponse adressée par M. le D' Regnard, de Pantin :

« Il y a trois ans, à l'époque ou j'étais médecin de la crèche de Pantin, les 25 enfants qui fréquentaient l'établissement furent tous mis pendant quatre mois au lait stérilisé.

« Pendant huit jours, tout alla bien ; mais devant le petit surcroît de travail que lui donnait la façon de faire tiédir le lait, le personnel de la crèche vida toutes les bouteilles dans une large marmite non couverte qu'elle maintenait toute la journée sur le feu.

« Malgré cela les enfants allèrent très bien ; l'un d'eux entre autres augmentait, à sept mois, régulièrement de vingt-trois grammes par jour.

« Outre le surcroît de travail donné, on trouvait que le café au lait du matin n'avait plus un aussi bon goût avec le lait stérilisé qu'avec celui fourni précédemment.

« Ce fut la mort du lait stérilisé à la crèche de Pantin. Les mères habilement instruites que leurs enfants n'avaient *pas de lait*, vinrent toutes à la fois se plaindre, et me déclarer qu'elles voulaient que leurs enfants fussent nourris avec du *lait de vache* et non du *lait stérilisé*.

« Je me fis un malin plaisir de faire signer aux mères dont j'avais pesé les enfants, que ceux-ci ne se portaient plus bien. Ce sont probablement ces feuilles, que l'on sert aujourd'hui à la Commission d'hygiène de Saint-Denis comme plaintes formulées contre le lait stérilisé.

« Je ne puis dire qu'une chose, c'est que le lait stérilisé était parfaitement accepté des enfants qui s'en trouvaient très bien, surtout les plus chétifs. Le seul défaut qu'ait ce lait, c'est de m'avoir fait avoir, il y a deux ans, tous les petits ennuis qu'un médecin de ville de province peut éprouver lorsqu'il cherche à montrer que Sainte-Routine ne doit pas être sanctifiée chaque jour ».

J'ajouterai quelques mots à ces documents. Des crèches ont été fondées à Paris et ailleurs, soit par les municipalités, soit par des personnes charitables, remplies du désir de faire le bien. Elles sont destinées à recevoir et à alimenter dans la journée les enfants des mères qui sont obligées de travailler ; celles-ci apportent les nourrissons le matin et les reprennent le soir. Ces institutions, excellentes en principe, donnent de très médiocres résultats ; sauf quelques heureuses exceptions, elles sont mal dirigées et peu surveillées. Dans beaucoup, les règles d'un bon allaitement sont inconnues.

TROISIÈME LEÇON

La correction du lait de vache.

Composition quantitative du lait de femme, d'ânesse, de chèvre,
de vache. Comparaison du lait de femme et du lait de vache.
La dyspepsie du lait de vache pur.
Procédés de correction : 1º Le coupage et l'addition de lactose ;
2º Procédé de M. Vigier ; 3º Procédé de M. Gœrtner. Les résultats. Le choix d'un procédé.
Appendice. La teneur en beurre du lait de vache.

C'est un grand point de savoir stériliser le lait;
mais ce n'est pas tout.

Il y a, entre le lait de vache et le lait de femme,
des différences notables. Peut-on, malgré ces différences, donner aux nourrissons le lait de vache pur,
une fois qu'on l'a stérilisé? Ou bien doit-on essayer
de corriger ces différences ? Tel est le problème qu'il
nous faut résoudre maintenant.

Recherchons d'abord les proportions de caséine,
de sucre, de beurre et de sels contenus dans les laits
des animaux domestiques qu'on a utilisés pour l'allaitement artificiel : vache, chèvre, ânesse ; et com-
parons-les à celles que renferme le lait de femme.

La composition quantitative du lait est sujette à
de grandes variations. Dans une même espèce, elle
varie avec la race, avec la période de l'allaitement,

avec l'heure du jour où on fait la traite, avec la phase de la traite ou de la tétée (le lait n'a pas la même composition au commencement ou à la fin), avec le régime alimentaire et les conditions de vie de la femelle laitière; les oscillations de la composition quantitative n'empêchent pas qu'en se plaçant dans des conditions semblables, et surtout en prenant des moyennes, on n'arrive à des chiffres à peu près équivalents pour les proportions de caséine, de beurre, de sucre de lait et de sels contenues dans le lait d'une même espèce animale (1). Nous devons connaître ces chiffres moyens, car ils sont des points de repère indispensables.

Voici un tableau dû à M. Gautrelet (2), qui représente la composition moyenne des laits des animaux domestiques qui ont été employés pour l'alimentation des jeunes enfants.

	LAIT de femme	LAIT de vache	LAIT de chèvre	LAIT d'ânesse
Caséine 00/00	22.60	35.50	37.00	22.80
Lactose..........	62.30	59.40	42.40	58.22
Beurre..........	39.40	38.20	40.04	36.65
Sels	4.50	8.53	5.10	6.88
Gaz dissous......	212 c³	215 c³	370 c³	168 c³
Densité à + 15°..	1033	1032.5	1034.8	1030.2

(1) Des analyses de M. Duclaux et de M. Gautrelet, il résulte qu'en analysant le mélange des laits de plusieurs vaches, on obtient des chiffres très sensiblement voisins.

(2) Saint-Yves-Ménard. — Des meilleures conditions d'alimen-

Un premier fait nous frappe dans ce tableau ; c'est le lait d'ânesse qui, par la composition quantitative, se rapproche le plus du lait de femme. Ce fait concorde avec l'observation qui apprend que les nouveau-nés et les nourrissons digèrent très bien le lait d'ânesse. Aussi quelques médecins en ont-ils déduit que le lait d'ânesse était celui qui convenait le mieux à l'allaitement artificiel. Parrot avait fait installer à l'hôpital des Enfants-assistés une étable d'ânesses qu'on faisait téter directement par les petits, particulièrement par les syphilitiques. Mais cette méthode, bonne dans quelques cas particuliers, se heurte dans la pratique à des inconvénients tels qu'on ne peut employer couramment le lait d'ânesse pour l'allaitement artificiel. L'ânesse produit peu de lait : 1 litre 1/2 à 2 litres par jour au plus ; encore doit-on lui conserver son ânon qui en boit une partie, sous peine de voir la sécrétion lactée se tarir rapidement (Saint-Yves Ménard). Le lait d'ânesse se paie fort cher. Il s'altère rapidement ; il ne se conserve pas, et d'autre part il ne supporte pas la cuisson ; il doit être consommé sur place aussitôt après la traite. Enfin, à Paris, nous ne sommes pas très favorisés à ce point de vue ; M. Duclaux a analysé le lait d'une ânesse faisant partie des troupeaux qui se

tation des enfants du premier âge en dehors de l'allaitement au sein (*Rapport à la Société de médecine et de chirurgie pratiques*. 1892).

rendent à la porte des malades ; il l'a trouvé d'une pauvreté extrême (1).

C'est le lait de chèvre, dont la composition s'éloigne le plus de celle du lait de femme ; pourtant, on l'emploie encore dans l'allaitement. Quand on fait prendre le lait de chèvre dans un biberon, on obtient d'ordinaire de très mauvais résultats. Les cas où on réussit quelquefois sont ceux où on met le nourrisson directement au pis de l'animal, qui s'y prête très bien après quelques séances. Encore nous a-t-il été donné de voir plusieurs nourrissons élevés de cette manière, à la campagne, dans de très bonnes conditions, qui étaient tous atteints de gastro-entérite dyspeptique. D'ailleurs, l'usage de la chèvre-nourrice n'est pas à la portée de tout le monde, et l'animal ne donne du lait que quatre ou cinq mois de l'année.

Pour toutes ces raisons, le lait de vache, d'une production abondante, facile à se procurer, d'un prix peu élevé, est le seul dont l'emploi soit pratique dans l'allaitement artificiel.

Examinons en détail les différences de composition qui séparent le lait de vache du lait de femme. Voici un tableau en chiffres ronds, fait d'après beaucoup d'autres, qui rend ces différences évidentes :

	Eau	Caséine	Lactose	Beurre	Sels
Lait de femme . .	881 0/00	19	60	37	3
Lait de vache	872 0/00	35	50	36	7

(1) Eau, 907 ; — Résidu sec, 93 ; — Beurre, 10 ; — Lactose, 65,4 ; — Caséine, 13,3 ; — Sels, 4,3 (pour 1000).

Le lait de vache renferme beaucoup plus de caséine que celui de femme (presque le double) ; beaucoup moins de lactose ; un peu moins de beurre ; beaucoup plus de sels (plus du double).

Du jour où ces différences ont été connues, on a pensé qu'il fallait leur rapporter en partie la digestion plus difficile du lait de vache par les nourrissons et on s'est efforcé de les corriger.

Mais depuis qu'on se sert du lait stérilisé, on a critiqué l'utilité de ces corrections. Des accoucheurs ont avancé que la purification du lait par la chaleur avait résolu le problème de l'allaitement artificiel ; car le lait de vache stérilisé, disent-ils, peut et doit être donné pur aux nourrissons, même aux nouveau-nés.

C'est une question à examiner avec soin.

J'ai moi-même, il y a trois ans, donné le lait stérilisé pur aux nourrissons de tout âge ; et depuis que j'ai cessé, il m'a été donné de voir des enfants soumis à ce mode d'alimentation depuis leur naissance. Voici ce que j'ai observé.

Les enfants, soumis *dès leur naissance*, à l'usage du lait stérilisé pur se divisent en deux catégories.

Les uns ont tôt ou tard de la gastro-entérite évidente ; s'il est des cas où la gastro-entérite peut être mise sur le compte de la suralimentation ou d'une autre faute, il en est où les règles données par les accoucheurs qui préconisent l'usage du lait pur ont été suivies rigoureusement, ce qui n'a pas empêché les accidents de se produire et ce qui est un argument contre la méthode.

Reste la seconde catégorie, composée des nourrissons auxquels l'allaitement avec le lait pur parait réussir fort bien. En apparence, ces enfants sont très prospères et on se félicite du résultat obtenu ; mais si on les suit de près, on est moins satisfait ; car on constate chez eux des troubles que je vais décrire brièvement.

Après les évacuations verdâtres normales des premiers jours, il s'établit une constipation plus ou moins opiniâtre ; il y a une selle tous les jours, quelquefois tous les deux jours, quelquefois seulement tous les trois jours ; l'enfant expulse péniblement une grande quantité de matières fermes, pâteuses, d'une couleur jaune très pâle, presque blanchâtre ; ces matières ressemblent au mastic des vitriers. De temps à autre un vomissement ou un peu de diarrhée avec des selles liquides jaunes, panachées de blanc et de vert. Très souvent ces enfants sont polyphagiques. Cependant le poids augmente ; quelquefois même il augmente beaucoup ; l'enfant devient obèse ; on se réjouit et on ne remarque pas que les chairs sont molles et très pâles. D'ordinaire le ventre se tuméfie légèrement tout en restant flasque.

Cliniquement, il y a là un type particulier de dyspepsie des nourrissons qu'il est légitime d'appeler la *dyspepsie du lait de vache pur*, puisque, le lait étant stérilisé, on ne peut invoquer l'intervention des microbes ou de leurs produits. Anatomiquement, il est très vraisemblable que des lésions de *gastro-entérite légère* correspondent à cette dyspepsie; le gros ventre flasque qui correspond, comme je l'ai montré (1), à un allongement de l'intestin par entérite (entéro-mégalie), l'hyperpepsie qui a été constatée par l'analyse du suc gastrique chez les nourrissons élevés au lait de vache pur en sont la preuve.

Cet état se complique parfois de prurigo, d'urticaire, plus rarement d'eczéma. Il arrive assez souvent que l'extrémité antérieure des côtes se gonfle ; c'est le chapelet costal du rachitisme ; la fontanelle reste très large et la dentition est toujours retardée. Dans les cas favorables, l'enfant atteint sans autres incidents le 7e ou le 8e mois et alors les troubles que je viens d'indiquer s'atténuent progressivement ; et on peut considérer l'enfant comme hors de danger. Mais il n'en est pas toujours ainsi, car les signes ordinaires de la gastro-entérite chronique peuvent succéder aux symptômes que j'ai indiqués.

Après cela, je ne dis pas qu'on n'ait vu des nourrissons, élevés au lait de vache stérilisé pur depuis les premiers temps de leur vie, tout à fait bien portants

(1) A. B. MARFAN, Le gros ventre flasque des nourrissons dyspeptiques et l'allongement de l'intestin. *Revue mensuelle des maladies de l'enfance*, février 1894.

7

et tout-à-fait semblables à des enfants nourris au sein ; mais ce que j'ai observé me permet d'affirmer qu'ils sont l'exception.

Par contre, quand on donne le lait de vache pur seulement après le 4ᵉ ou le 5ᵉ mois, on trouve beaucoup d'enfants susceptibles de s'en nourrir sans présenter de troubles d'aucune espèce, encore que cette règle soit loin d'être générale.

De ce qui précède, on peut déjà conclure qu'on ne doit pas donner le lait de vache pur aux nourrissons même quand il est purifié par la chaleur, au moins dans les quatre ou cinq premiers mois de leur vie.

Mais voici un argument définitif : les troubles que j'indiquais ne se produisent pas ou sont très atténués quand on donne du lait de vache corrigé, c'est-à-dire dont on a modifié la composition de manière à la rapprocher de celle du lait de femme.

C'est le moment d'examiner les procédés employés pour corriger le lait.

Nous les diviserons en procédés de ménage et procédés industriels.

I

Les procédés de ménage se rattachent à un seul : le coupage du lait de vache avec addition de lactose. Quel degré de correction peut-on obtenir avec ce procédé ? Et quels sont les résultats de l'emploi du lait ainsi corrigé dans l'allaitement artificiel ?

Je dois rappeler d'abord que la proportion d'eau ajoutée au lait aux divers âges varie avec les auteurs ; on s'est servi des coupages suivants :

Lait, 1,   —   Eau, 3.
Lait, 1,   —   Eau, 2.
Lait, 1,   —   Eau, 1.
Lait, 2,   —   Eau, 1.
Lait, 3,   —   Eau, 1.

Or, à mon sens, il n'y a que des inconvénients à couper le lait avec deux ou trois parties d'eau. Pour donner assez de substance alimentaire, on est obligé de faire prendre au nourrisson d'énormes quantités de liquide ; le nombre des couches mouillées augmente, mais le poids reste stationnaire et des troubles digestifs surviennent.

Le coupage par moitié n'est utile, d'après mon expérience, que dans les premiers jours de la vie. Passé le cinquième jour, je fais couper le lait avec un tiers d'eau (lait, 2 parties ; eau, 1 partie), et c'est avec ce mélange que je fais nourrir l'enfant jusqu'au sixième mois.

Comme ce coupage au tiers doit être le plus usuel, je vais l'étudier en détail et montrer qu'on peut arriver avec lui à un degré de correction impossible avec les autres.

Quand on ajoute à 2 parties de lait de vache 1 partie d'eau, on réduit la proportion de la caséine du lait de vache de façon à ce qu'elle est à peu près égale à celle du lait de femme. Mais en même temps, on appauvrit le lait en graisse et surtout en lactose.

Pour le lactose, l'inconvénient est facile à corriger ; le lactose se trouve aujourd'hui facilement dans le commerce (1), sous forme cristallisée, c'est-à-dire pure ; il suffit d'ajouter à l'eau de coupage 8 0/0 de lactose pour lui donner la proportion de cette substance que renferme le lait de femme. A défaut de lactose, y aurait-il de sérieux inconvénients à sucrer avec du sucre de canne dans les mêmes proportions ? M. Miura a démontré que l'intestin grêle du fœtus et du nouveau-né renferme le ferment inversif, celui qui intervertit le sucre de canne et le rend absorbable (2). On en pourrait déduire qu'on peut sucrer le lait coupé avec du saccharose. En fait, l'observation apprend qu'en sucrant avec du lactose, on obtient des résultats bien supérieurs à tous les points de vue.

Avec 8 0/0 de lactose ajouté à l'eau de coupage, nous rectifions donc le mélange en lactose.

Reste le déficit en beurre ; il faudrait pour le compenser ajouter 1 0/0 de beurre au mélange (3). A la vérité, le lait provenant de certaines fermes où

(1) Le kilogr. coûte 3 fr. 25 environ.

(2) *Zeitschr. f. Biologie*, XXXII, p. 255, 1895.

(3) Je ne parle pas du déficit en sels ; le lait de vache en renferme plus du double que le lait de femme ; après le coupage il en reste toujours assez.

les vaches sont bien soignées et soumises à une alimentation spéciale, est plus riche en beurre que ne
l'indiquent les chiffres déjà mentionnés, et dans ce
cas, cette addition est à peu près inutile ; mais le lait
de vache ne renferme pas toujours plus de 36 0/0 de
beurre (1) ; et d'une manière générale, la rectification
en beurre est nécessaire.

C'est ici que gît la principale difficulté des coupages.

Le premier moyen qui se présente à l'esprit c'est
d'ajouter au coupage de la crême de lait, c'est-à-dire
de la substance qui, dans le lait laissé au repos, forme
au bout d'un certain temps une couche superficielle
onctueuse, plus au moins épaisse, composée surtout
de globules gras, plus légers que l'eau; c'est ce qu'ont
proposé naguère Ritter et Biedert (2). Mais qui ne
voit tout de suite que le procédé est déjà compliqué
et coûteux, et que dans toutes ces manipulations
la pureté microbienne du lait court de grands ris-
ques (3)?

Dans la méthode des coupages, il n'y a guère

(1) Voir l'appendice placé à la fin de cette leçon.

(2) Ce dernier a même proposé dans ces derniers temps l'usage
d'une crême artificielle qui n'a pas réussi.

(3) Je tiens de M. Epstein (de Prague) qu'il a cherché a comparer le déficit en beurre par l'addition d'une graisse spéciale, la
lipanine, qui s'émulsionne très facilement dans l'eau ; j'ignore si
les résultats qu'il a obtenus sont satisfaisants. — Moi-même j'ai
essayé d'ajouter de la margarine, de l'huile d'amandes douces,
de la glycérine ; je n'ai pas obtenu de bons résultats.

qu'un moyen de compenser, dans une certaine mesure, le déficit en graisse ; c'est d'ajouter une plus grande quantité de lactose.

Les principes non azotés, hydrates de carbone et matières grasses, considérés comme aliments, agissent surtout par leur chaleur de combustion représentée en calories et, à ce point de vue, les graisses et les sucres peuvent se suppléer dans une certaine mesure ; compensons donc le déficit en beurre par une addition plus considérable de sucre de lait, ce qui nous est facile (Heubner, Hoffmann, Soxhlet). Au lieu d'eau lactosée à 8 0/0 servons-nous d'eau lactosée à 10, 12 ou 15 0/0 (1).

J'use, pour ma part, d'un mélange composé de : lait, 2 parties ; eau lactosée à 10 0/0, 1 partie (2). Autrefois, j'employais pour le coupage de l'eau qui ne renfermait que 5 0/0 de sucre de lait. Depuis que j'ai porté ce chiffre à 10 0/0, j'ai obtenu des résultats beaucoup plus satisfaisants, bien supérieurs à ceux que m'avaient donnés les autres modes de coupage. Lorsque ce mélange est bien préparé et bien stérilisé,

(1) Soxhlet, La chimie dans l'alimentation de la petite enfance. *Revue gén. des sciences*, 15 oct. 1894, p. 713.

(2) Quel que soit d'ailleurs le procédé qu'on emploie, qu'on se serve de lait stérilisé dans l'industrie, de lait boiulli, de lait traité par l'appareil de Soxhlet, l'eau de coupage est toujours stérilisée par une ébullition préalable de 2 ou 3 minutes, et c'est lorsqu'elle bout qu'on y jette la dose nécessaire de lactose (Voir la 4e *leçon*).

les enfants le digèrent parfaitement ; ils n'ont pas de troubles digestifs. Il n'y a ni constipation, ni diarrhée, ni vomissements ; les matières fécales sont plus molles, plus jaunes qu'avec le lait de vache pur, quoiqu'elles ne rappellent pas absolument celles des enfants nourris au sein. Le seul reproche dont cet aliment soit passible, c'est que les enfants qui s'en nourrissent n'augmentent pas de poids aussi vite que les enfants nourris au sein (1). Mais je puis dire que le retard de la croissance est peu considérable. D'ailleurs ayant fait élever plusieurs enfants avec ce mélange, j'ai vu que le retard de l'augmentation de poids est vite rattrapé, grâce à l'intégrité du tube digestif, quand l'âge vient où on peut sans inconvénient donner du lait pur.

Les bons effets de cette méthode, ainsi que ses défauts, s'expliquent aisément.

C'est surtout l'excès de caséine qui rend le lait de vache pur indigeste ; dans ce mélange, la quantité de caséine est à peu près réduite au taux normal ; de plus l'addition d'eau au lait de vache diminue la densité du coagulum, le rend plus léger, plus facile à effriter et à attaquer par les sucs gastrique et pancréatique (Biedert, Arthus).

Si les matières ne sont pas tout à fait naturelles et

(1) C'est, si je ne me trompe, l'argument principal qu'invoque M. Budin quand il conseille de donner aux nouveau-nés le lait de vache pur.

si l'augmentation de poids n'est pas tout à fait normale, cela tient au déficit en beurre que l'excès de lactose ne peut compenser. Je ne sais, ne l'ayant pas essayé, si, en ajoutant 15 0/0 au lieu de 10 0/0 de lactose à l'eau de coupage, on corrigerait ces défauts.

Mais, il semble bien que rien ne puisse compenser le défaut de graisse ; la physiologie du jeune enfant nourri au sein, nous apprend qu'un excès de graisse est nécessaire pour l'accomplissement d'une digestion normale. La raison en est peut-être dans cette remarque de M. Escherich que la coagulation de la caséine se fait en grumeaux d'autant plus fins que le lait est plus riche en graisse (1).

Quoi qu'il en soit, ma pratique actuelle, que j'exposerai en détail dans la prochaine leçon, consiste à donner pendant les 5 premiers jours du lait coupé par moitié avec de l'eau lactosée à 10 0/0, pendant les 5 ou 6 premiers mois du lait coupé au 1/3 avec de l'eau lactosée à 10 0/0 ; puis à partir du 5e ou 6e mois, j'essaie, quand l'enfant est tout à fait bien portant, de donner du lait pur. Je me suis très bien trouvé d'ajouter au lait pur 2 0/0 de lactose.

(1) Dans le lait de vache, le rapport de la matière azotée à la somme des hydrates de carbone et des matières grasses est d'environ 1/3 ; dans le lait de femme et dans le lait de vache coupé et sucré suivant les indications ci-dessus, il est environ de 1/4. La chaleur de combustion de 1 gramme du mélange que je conseille, représentée en calories, est très inférieure à celle de 1 gramme de lait de vache, à peine inférieure à celle de 1 gramme de lait de femme.

II

Ce qui rend indigeste le lait de vache pur, c'est l'excès de caséine. Avec le lait coupé et sucré, on réalise un grand progrès ; mais on n'a pas toutefois une digestion et surtout une croissance tout à fait normales, et cela tient au déficit en graisse. N'est-il donc pas possible de décaséiner le lait tout en lui laissant sa teneur ou même en l'enrichissant en graisse?

Tel est le problème qu'ont cherché à résoudre les procédés industriels de rectification du lait de vache.

Il en est deux principaux : celui de M. Vigier (de Paris) et celui de M. Gœrtner (de Vienne) (1).

M. Vigier (2) traite le lait de vache de la manière suivante. On prend une certaine quantité de lait de vache aussitôt après la traite et on y dose sommairement la caséine. Je suppose que la proportion soit de 40 0/0 ; il s'agit de la ramener à 20 0/0, c'est-à-dire à la moitié, sans rien faire perdre au lait de ses autres principes ; on divise la quantité totale de lait en deux parties égales : la première ne subit aucun traitement ; la seconde est mise à reposer et quand la crème

(1) Il en est d'autres encore que je n'étudie pas, parce que je n'ai pas essayé les laits qu'ils fournissent et qu'*a priori* ils font surgir beaucoup de critiques.

(2) VIGIER, Lait humanisé et stérilisé. *Soc. de thérapeutique*, 25 janvier 1893.

s'est suffisamment réunie à la surface, on la lui enlève et on la met dans la première. Dans ce qui reste de cette deuxième partie, on coagule la caséine avec la présure, on retire le caillot et le sérum est décanté dans la première moitié. Théoriquement, on se retrouve à peu près avec le lait du début dépouillé simplement d'une moitié de la caséine. Le lait ainsi traité est distribué en bouteilles et aussitôt stérilisé à l'étuve à vapeur sous pression. On lui a donné le nom de « lait humanisé (1) ». Il présente une couleur légèrement rougeâtre, la graisse n'y est pas agglutinée en beurre à la surface ; la saveur n'a rien de spécial, c'est celle du lait cuit sans sucre ; il se conserve parfaitement.

D'après une analyse de M. Gautrelet, ce lait renferme pour 1000 :

Caséine.	Lactose.	Hydrates de carbone ulmiques.	Beurre.	Sel.
23,60	41,04	8,10	37,50	7

Mais d'autres analyses donnent pour le beurre des chiffres plus faibles.

Les enfants le prennent et le digèrent bien ; ceux qui s'en nourrissent ont des matières fécales semblables à celles des nourrissons au sein bien portants. Mais l'augmentation de poids n'est pas plus considérable qu'avec le lait coupé au tiers et lactosé.

(1) C'est par un procédé analogue que les Anglais préparent l'*Humanized milk*.

Il est facile de l'expliquer. Ce lait a parfois une teneur un peu trop faible en beurre ; cela tient sans doute à ce que la caséine, au moment où on la coagule par la présure, emprisonne une certaine quantité de globules gras dans ses mailles, et que, malgré l'écrémage, il y a parfois déficit en beurre ; mais ce déficit est inconstant et une surveillance attentive de l'opération pourra y remédier facilement. Le déficit en lactose est plus marqué et il est constant ; la raison en est d'abord que le lait de vache renferme moins de sucre de lait que le lait de femme, ensuite que le caillé retient une partie du sucre du lait (Duclaux). Il suffirait d'ajouter 2 0/0 de lactose à ce lait pour corriger cet inconvénient.

Le procédé de Gœrtner (1) pour rectifier le lait de vache est très ingénieux. Il est basé sur l'emploi de la machine centrifuge. Je rappelle que si on met du lait dans un appareil de ce genre, sous l'influence de la rotation, les parties plus légères que l'eau, c'est-à-dire les corpuscules graisseux, s'amassent vers le centre, formant ainsi une colonne de crème cylindrique, tandis que les parties plus lourdes vont à la périphérie. Plus on s'éloigne de l'axe de l'appareil, moins le lait est riche en graisse ; celui qui se trouve

(1) GŒRTNER, *Ueber die Herstellung der Fettmilch*, 66ᵉ Congrès des naturalistes et des médecins allemands (section de pédiatrie). Vienne, 1894.

a u niveau des parois périphériques en est dépourvu.

Ceci établi, voici en quoi consiste le procédé de Gœrtner. On coupe le lait de manière à ramener la caséine au chiffre de 20 00/00 environ (c'est-à-dire qu'on le coupe de moitié, s'il est très riche en caséine). Le mélange est mis dans un appareil centrifuge spécial. A cet appareil est adapté un mécanisme à deux robinets dont il serait trop long d'expliquer en détail le mécanisme ; l'un des robinets fait une prise vers le centre et donne du lait gras ; l'autre fait une prise à la périphérie et donne du lait maigre ; en réglant le premier robinet, on peut avoir du lait d'une richesse en beurre déterminée d'avance ; on le règle de façon à ce qu'il donne 35 grammes de beurre par litre environ ; mais ce liquide, provenant d'un lait coupé, est trop pauvre en lactose ; on corrige cet inconvénient en coupant le lait avant l'opération avec de l'eau dans laquelle on a fait dissoudre à chaud la quantité de lactose nécessaire pour obvier au déficit. Le lait centrifugé est stérilisé ensuite par les procédés ordinaires. M. Gœrtner lui a donné le nom de « lait gras » (*Fettmilch*). M. Escherich l'appelle « lait concentré de Gœrtner ». On lui a aussi donné les noms de « lait maternel » ce qui est une dénomination inexacte, ou de « lait maternisé », expression un peu barbare. La couleur de ce lait est d'un blanc jaunâtre ; son goût est agréable ; il se conserve bien ; mais il présente une particularité fâcheuse. Une partie des globules gras a perdu son état d'émulsion ; on les voit agglutinés en beurre à la surface sous forme d'une couche jaunâtre. Au début une légère agitation et un chauffage au bain-marie à 40° de quelques minutes font disparaître en grande partie cet inconvénient; mais après quelques jours, il est très difficile d'émulsionner totalement cette matière grasse.

Le lait centrifugé livré à Paris a la composition suivante :

Caséine,	Lactose,	Beurre,	Sels.
22	60,90	35	3

Sa composition est, on le voit, presque identique à celle du lait de femme.

Un très bon observateur, M. Escherich (1), a le premier essayé le lait centrifugé. Il a constaté que ce lait est pris volontiers par les enfants, que leurs garde-robes deviennent un peu plus fréquentes et plus molles qu'avec le lait de vache pur, qu'elles ont la réaction acide et la couleur jaune d'or des selles d'enfants nourris au sein. Les augmentations de

(1) ESCHERICH, Ueber Gœrtner'sche Fettmilch. 66e *Congrès des naturalistes et médecins allemands*, Vienne, 1894.

Du même : Die Bedeutung der Gœrtner'schen Fettmilch für die Sæuglings Ernæhrung, *Mittheilungen der Vereines der Ærtze in Steiermark*, n° 1, 1895.

Voir aussi : BOISSARD. *France médicale*, 16 août 1895.

poids ont été identiques à celles des enfants élevés à la mamelle et bien portants.

Depuis plus de trois mois, j'ai fait nourrir un grand nombre d'enfants avec le lait centrifugé ; j'ai constaté, à peu de chose près, les mêmes faits que M. Escherich. Mais le lait de Gœrtner ne m'a pas paru surpasser beaucoup les laits corrigés par les deux précédentes méthodes. Sans doute, son emploi est appelé à rendre de réels services dans l'allaitement. Mais il est à désirer que sa préparation fasse encore des progrès et qu'on arrive à empêcher l'agglutination des globules gras. Il est aussi à désirer que la stérilisation en soit soigneusement surveillée. Il est enfin à désirer que son prix s'abaisse, car aujourd'hui il le rend inabordable à la classe pauvre.

III

En résumé, le lait de vache pur, même stérilisé, est impropre à l'allaitement, au moins pendant les quatre ou cinq premiers jours de la vie. Dans la genèse des gastro-entérites du nourrisson, il ne faut pas faire jouer le rôle unique aux microbes du lait ou aux altérations de ce liquide qui en dépendent, mais encore à la dyspepsie du lait de vache pur. Il faut donc corriger le lait de vache de manière à rendre sa composition aussi voisine que possible de celle du lait de femme.

Les trois procédés de correction que je viens d'indiquer peuvent tous donner des résultats satisfaisants ; avec chacun d'eux, on peut, en réglant et en surveillant avec soin l'allaitement, élever des nourrissons sans incidents.

Le grand avantage des laits corrigés par des procédés industriels, c'est qu'ils évitent les manipulations du coupage et de l'addition de lactose, qui sont longues et minutieuses : on le verra dans la prochaine leçon. Donc, si on peut se les procurer facilement, on les utilisera de préférence. Dans le cas contraire, on s'adressera aux coupages et à l'addition du sucre de lait ; et alors, pour obtenir de bons résultats, on devra charger de ces opérations une personne particulièrement intelligente et soigneuse, que le médecin surveillera et dont il fera patiemment l'éducation.

APPENDICE

La teneur en beurre du lait de vache.

On critique beaucoup ce qu'on appelle « la moyenne du Laboratoire municipal ». D'après le Laboratoire municipal, un lait contenant 32 grammes de matière grasse par litre est considéré comme naturel ; or le lait de certaines vaches renferme 42 à 45 grammes de matières grasses par litre ; alors les marchands de lait ne se gênent pas pour écrémer le lait et même pour y ajouter de l'eau. Pour éviter cette fraude, il faudrait que le laboratoire exigeât une moyenne plus élevée, 37 par exemple. « Si les laitiers disent qu'il y a des vaches, les Hollandaises, qui ne donnent que 30 grammes, ce qui est vrai, on leur répondra de les vendre et d'en acheter de meilleures » (LÉZÉ, *La laiterie moderne*, *Revue gén. des Sciences*, 30 juin 1895).

A l'hôpital des Enfants malades, on dose tous les jours la teneur en beurre du lait livré le matin. On exige qu'elle soit de 36 00/00 au moins ; elle est souvent supérieure. Voici les résultats du dosage du beurre pendant les premiers mois de 1894.

	Moyenne de beurre 00/00
Janvier	40
Février	38,5
Mars	38
Avril	36,5
Mai	36
Juin	37

QUATRIÈME LEÇON

La technique de l'allaitement artificiel.

La source du lait. — Le coupage et l'addition de lactose. — Le
  biberon et sa propreté.
Quantité de lait par jour et par repas. — Intervalles des repas.
Surveillance de l'allaitement. — La courbe des poids et l'examen
  des matières fécales.
Aliments autres que le lait ; époque où on peut en commencer
  l'usage. — L'alimentation jusqu'à la fin de la 2e année.
Alimentation des nourrissons malades, débiles ou malformés.
L'allaitement mixte.
Appendice. — Le lait condensé.

Nous avons appris dans quelle mesure il est possible de résoudre les deux principales difficultés de
l'allaitement artificiel ; nous avons appris comment
on pouvait purger le lait animal de ses souillures et
comment on pouvait corriger le lait de vache.

Nous avons vu que les procédés employés devaient
varier avec les circonstances où on se trouvait placé
et nous avons essayé de fixer les règles qui devaient
présider au choix de tel ou tel mode de stérilisation
et de correction.

Au point où nous en sommes, nous pouvons diviser les méthodes modernes d'allaitement artificiel en

deux catégories : ou bien on emploie des laits corrigés dans l'industrie et dans ce cas on n'a pas à s'occuper de la stérilisation, puisque ces laits sont livrés stérilisés ; ou bien on corrige le lait de vache dans le ménage par l'addition d'eau et de sucre de lait ; et dans ce dernier cas, la technique de l'allaitement varie suivant qu'on se sert de lait stérilisé dans l'industrie ou de lait stérilisé à la maison.

Je vais exposer la manière de régler les détails de l'allaitement artificiel, en indiquant ce qui convient pour chaque méthode.

SOURCE DU LAIT. — Quelle que soit la méthode choisie, il faut toujours s'occuper de la source du lait.

Si on adopte le lait stérilisé dans l'industrie ou un lait corrigé spécial, comme le lait humanisé stérilisé ou le lait centrifugé, la chose ne comporte pas beaucoup de difficultés ; on se procure du lait de bonne marque, et on peut en général avoir confiance en sa qualité ; l'intérêt des grands établissements agricoles est de surveiller leur production ; il est le garant du consommateur. Il faut autant que possible que ce lait soit livré dans des bouteilles d'une faible contenance (200 gr. environ), ce qui permet de ne pas laisser une bouteille longtemps débouchée. Au moment d'en entamer une, il faut toujours regarder si le lait n'est pas coagulé ; il faut aussi le flairer et le goûter pour savoir s'il n'a ni mauvaise odeur ni mauvais goût. Toute bouteille suspecte doit être rejetée.

De temps à autre, il sera bon de faire faire une analyse par un chimiste ou un pharmacien compétents. Cette analyse s'impose lorsqu'on constate, chez les nourrissons, des troubles digestifs ou un arrêt de la croissance dont la cause n'apparaît pas clairement. Autant que possible, la provision de lait doit être renouvelée tous les jours.

Lorsque le médecin surveille un allaitement artificiel avec du lait corrigé et soumis à l'action de la chaleur dans le ménage, il doit s'informer des conditions et qualités des laitières qui fournissent l'aliment.

Il faut, quand on le peut, repousser l'usage d'un lait dont on ne connaît pas l'origine et dont on ignore l'âge, c'est-à-dire le temps depuis lequel il a été trait. C'est dans ces conditions en effet que le lait peut provenir de vaches qui n'ont pas été essayées à la tuberculine, qu'il peut avoir été l'objet de sophistications qui en altèrent la composition et la valeur nutritive : mouillage, écrémage, addition de cervelle et d'amidon (faciles à reconnaître au microscope), addition de carbonate de soude, de borax, d'acide salicylique ; c'est dans ces conditions qu'on achète comme lait frais du lait recueilli depuis plus de vingt-quatre heures ; alors, surtout pendant l'été, il a subi une fermentation plus ou moins avancée ; on a beau le soumettre à l'action de la chaleur ; les microbes ont déjà eu le temps de le corrompre.

L'idéal est de se procurer du lait venant d'une ferme ou d'une vacherie voisine, où le médecin peut exercer une certaine surveillance (1).

Les vaches doivent être dans des étables très propres ; elles doivent être bien lavées, étrillées et brossées, sans quoi le lait a toujours une mauvaise odeur. La nourriture des laitières doit être soigneusement surveillée : on doit les alimenter surtout avec des fourrages (il ne m'appartient pas de dire si les fourrages secs sont supérieurs aux fourrages humides, ou inversement) ; il faut proscrire les feuilles de vigne ou de betteraves, les navets, les pommes de terre germées, les tourteaux de colza, de lin ou autres, surtout les drèches ; dans tous ces produits, il peut se trouver des principes anormaux qui s'éliminent par le lait et qui non seulement lui donnent un mauvais goût et une mauvaise odeur, mais encore lui communiquent des propriétés toxiques.

M. Roskam (de Liège) a attiré l'attention sur une gastro-entérite chronique avec cachexie provoquée par l'emploi du lait des vaches qu'on nourrit avec les drèches des brasseries et des distilleries. Les drèches

(1) SMESTER. Quelques mots sur l'alimentation des nourrissons par le lait de vache. *Revue mensuelle des mal. de l'Enfance*, 1893, p. 584.

CORNEVIN. La production du lait. *Encyclopédie Leauté*, 1 vol.

SAINT-YVES MENARD. Des meilleures conditions d'alimentation des enfants du premier âge en dehors de l'allaitement au sein. *Soc. de méd. et de chirur. pratiques*, 1892.

sèches renferment 0,65 0/0 d'acide acétique, en sorte qu'une vache peut absorber par jour plusieurs litres de vinaigre (1). Dans un cas où il m'a été possible d'avoir tous les renseignements désirables, j'ai pu vérifier l'exactitude des assertions de M. Roskam.

On doit éviter qu'il ne se mélange au fourrage des plantes vénéneuses comme le colchique, l'euphorbe, l'aconit dont le principe actif s'élimine par le lait.

Pour fournir du bon lait, les vaches doivent être nourries largement. « La pratique, dit M. Cornevin, a démontré qu'il est plus avantageux de nourrir très largement dix vaches laitières que d'en entretenir médiocrement vingt. » Il faut faire boire les animaux non dans une mare infecte, mais dans un réservoir d'eau propre.

On doit les soumettre à l'épreuve de la tuberculine. La traite doit être faite très proprement; au préalable, les pis de la vache et les mains du trayeur doivent être autant que possible savonnées à l'eau chaude ; le lait doit être recueilli dans des seaux émaillés stérilisés à l'eau bouillante. Il vaut mieux employer les laits mélangés de plusieurs vaches, que le lait d'une seule vache ; de nombreuses analyses ont montré en effet que les mélanges avaient une composition à peu près constante. A ce point de vue, il sera utile de faire faire de temps à autre une analyse par

____

(1) *Ann. de la soc. méd. chir. de Liège,* avril 1895.

un chimiste ; outre que cet examen donnera la proportion des principes constituants du lait, particulièrement de la graisse, il fera connaître aussi si ce liquide est sophistiqué (1).

COUPAGE ET ADDITION DE LACTOSE. — Les laits corrigés dans l'industrie, s'emploient sans aucune addition d'eau ou de sucre ; ils doivent être consommés tels qu'ils sont livrés. Mais le lait pur doit être dans les premiers mois coupé et sucré. J'indiquerai plus loin les doses d'eau et de sucre de lait qu'il faut ajouter. Je veux dire ici comment on doit procéder au coupage.

Quand on fait usage de lait stérilisé dans l'industrie, l'eau qui sert au coupage doit d'abord être bouillie, et c'est lorsqu'elle est bouillante qu'on doit y faire dissoudre la quantité nécessaire de sucre de lait. On doit se procurer chez un bon pharmacien des paquets de lactose contenant la dose journalière ; à sec, le sucre de lait se conserve indéfiniment et ne subit pas la fermentation lactique qui s'opère très facilement dans les solutions. L'eau lactosée est conservée dans le vase qui a servi à la faire bouillir ; on garnit ce vase d'un bon couvercle

<hr>

(1) DUCLAUX, dans les deux ouvrages cités : *Le lait* et *Principes de laiterie*.

P. LANGLOIS, *Le lait*, un volume de l'Encyclopédie Leauté.

CASENEUVE ET HADDON. Sur l'infidélité des crémomètres pour apprécier la matière grasse dans les laits pasteurisés. *Journal de pharmacie et de chimie*, 1894.

et on le laisse dans un endroit frais, en l'agitant le moins possible ; on doit éviter tous les transvasements inutiles. Au moment des tétées, on décante avec précaution dans le biberon bien propre la quantité de lait stérilisé et la quantité d'eau sucrée bouillie indiquées par les tables qui suivent.

Si on fait usage de la marmite de Soxhlet, aussitôt après la traite, on coupe le lait dans les proportions voulues avec l'eau déjà bouillie et lactosée et le mélange est distribué dans les flacons de l'appareil de manière que chacun d'eux renferme la dose nécessaire à la tétée ; on met autant de flacons qu'il doit y avoir de tétées dans la journée.

Si on emploie simplement l'ébullition, on coupe le lait aussitôt après la traite avec l'eau déjà bouillie et lactosée, puis on soumet le mélange à l'ébullition ; chaque fois, on prépare le mélange nécessaire à la demi-journée ; le mélange est conservé dans le vase même où il a bouilli, vase qui doit être recouvert, mis au frais et laissé au repos ; au moment de la tétée, on verse dans le biberon bien nettoyé la quantité nécessaire au repas.

LE BIBERON ET SA PROPRETÉ. — Les instruments à l'aide desquels on fait boire le lait aux nourrissons ont varié avec les époques et varient encore avec les pays. On s'est servi du verre ou petit pot, de la cuiller, du biberon. L'usage du verre doit être repoussé pour les enfants âgés de moins d'un an ; le nourrisson a de la peine à s'habituer à la déglutition dans la timbale et il avale trop rapidement beaucoup de lait en même temps que beaucoup d'air. Pour allaiter à la cuiller, il faut beaucoup de temps, de patience et de soin, et il faut réserver cet instrument aux enfants débiles ou malformés (bec-de-lièvre).

Le meilleur appareil est sans contredit le biberon. Celui-ci se compose d'une fiole et d'une tétine qui coiffe le goulot de la fiole et sert de mamelon artificiel ; l'enfant exerce la succion sur la tétine comme sur le sein maternel.

Le biberon permet à l'enfant de téter et cet acte stimule les contractions péristaltiques et la sécrétion des sucs digestifs (Spallanzani, Brown-Sequard) ; le liquide n'est dégluti que lentement ce qui en permet une meilleure élaboration ; enfin, dernier avantage, dans l'allaitement mixte, grâce au biberon, l'enfant ne se déshabitue pas de la succion.

On a prôné une innombrable quantité de modèles de biberon. Les plus simples sont les meilleurs, étant les plus faciles à nettoyer. Il faut repousser les biberons à long tube dont le procès a été fait sans appel possible.

Le biberon dont nous nous servons se compose d'une fiole ayant une contenance de 250 grammes et portant une graduation qui permet de doser la quantité de liquide qu'on y met ; la fiole est en verre lisse sans anfractuosités ni rugosités intérieures, ce qui permet de la nettoyer facilement.

La tétine est en caoutchouc. On doit veiller à ce que le caoutchouc soit sans odeur et sans alliage dangereux (soufre, plomb, etc.); il faut donc proscrire le caoutchouc vulcanisé. La tétine a la forme d'un mamelon de vache ; elle est percée à son extrémité d'une ouverture triangulaire analogue à une piqûre de sangsue, constituant une valvule qui s'ouvre par la succion. La pénétration de l'air est assurée par un orifice semblable fixé à la base de la tétine, près du goulot de la fiole. Cette tétine une fois enlevée, elle peut se retourner comme un doigt de gant et peut être facilement nettoyée et brossée à l'eau chaude. Là réside son grand avantage. On lui a reproché d'exiger un certain effort de succion et de ne livrer passage au lait que d'une manière assez irrégulière. Nous n'avons pas reconnu que cet inconvénient fut assez marqué pour que nous l'ayons abandonnée. Toutefois M. Constantin Paul et M. Budin ont imaginé des dispositifs pour le supprimer. Mais on n'y arrive qu'en compliquant l'appareil. Ainsi la tétine imaginée par M. Budin et appelée par lui « galactophore », assure la succion et la prise d'air nécessaire à la succion par un double tube nickelé. On se rendra compte de sa disposition par la figure ci-jointe (*fig. VI*). Le biberon de M. Constantin Paul et le galactophore de M. Budin seraient excellents s'ils étaient moins compliqués ; ainsi, dans la tétine de M. Budin, le tube à air se bouche facilement et le nettoyage en est difficile.

Le point essentiel consiste à assurer la propreté du biberon et de la tétine ; c'est pourquoi, je le répète encore, l'instrument le plus simple est le meilleur.

Il y a quelques années, plusieurs cas de diarrhée grave étant survenus dans les Crèches de Paris, M. Fauvel eut l'idée d'étudier les biberons et les tétines qu'on y employait. Il trouva qu'ils avaient une odeur fétide provenant surtout de vieux caillots de

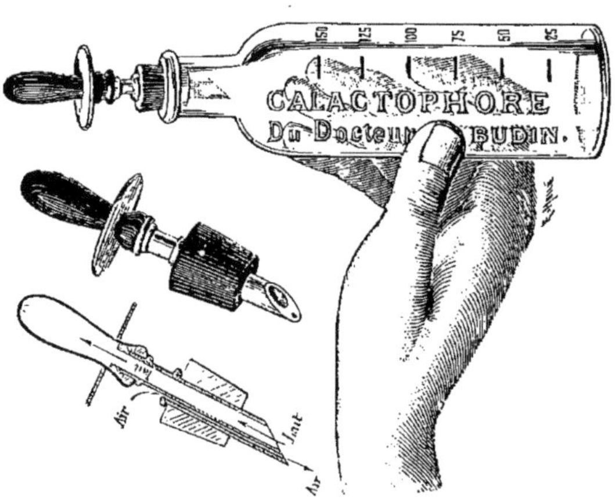

Fig. VI.

lait oubliés dans les caoutchoucs ; dans ces grumeaux, il trouva une innombrable quantité de bactéries. Sur 31 biberons pris dans 10 crèches, il y en avait 28 mauvais. Ces recherches montrent avec quel soin il faut nettoyer les biberons et les tétines.

Le meilleur moyen consiste à nettoyer et à brosser, après chaque tétée, le biberon et la tétine avec de l'eau chaude chargée de carbonate de soude, puis de les plonger rapidement dans l'eau bouillante. On risque ainsi de casser quelques flacons et d'user vite les tétines ; mais il n'est guère coûteux de les changer. Cette opération finie, le biberon coiffé de sa tétine est mis dans une boîte en métal qu'on nettoie une fois par jour avec l'eau bouillante.

Il ne faut jamais se servir de grenaille de plomb pour nettoyer les biberons : Uffelmann a cité un cas d'intoxication saturnine chez un enfant dont le biberon était ainsi lavé.

Pour se rapprocher autant que possible des conditions de l'allaitement maternel, après avoir rempli le biberon, et avant de donner la tétée, on doit plonger la fiole dans l'eau chaude à 50° environ, de façon à réchauffer le lait et à le porter vers 37° en deux ou trois minutes. Il est bon de le goûter pour s'assurer qu'il n'est pas trop chaud. Je dois ajouter qu'Henoch ne voit aucun inconvénient à donner le lait froid (1).

QUANTITÉS DE LAIT PAR JOUR ET PAR REPAS. — INTERVALLES DES REPAS. — Il s'agit maintenant de fixer la quantité de lait à donner en vingt-quatre heures, de fixer aussi le nombre des repas et partant

(1) M. Linossier (de Lyon) a avancé que la température des aliments a une influence réelle sur le travail de la digestion stomacale : les boissons froides stimulent les glandes gastriques, les boissons chaudes stimulent la motilité de l'estomac, les boissons tièdes n'ont aucune influence. Ces notions pourront être utilisées pour l'alimentation des nourrissons dyspeptiques (*Congrès des sociétés savantes*, 1894).

la dose d'aliment qu'il convient d'administrer pour un repas. Pour y arriver, nous n'avons guère qu'un moyen, c'est de rechercher ce qui se passe dans l'allaitement naturel et d'en tirer des inductions pour l'allaitement artificiel. Voici un tableau construit d'après les chiffres fournis par Bouchaud, Second, Pfeiffer et modifiés d'après ma propre expérience. Il représente dans la colonne I le nombre des repas aux divers âges ; dans la colonne II la quantité de lait par repas ; dans la colonne III, la quantité de lait prise en vingt-quatre heures ; j'y ai joint les intervalles des tétées de jour et de nuit, tels que je les ai fixés moi-même.

Tableau de l'allaitement maternel.

Pouvant servir à diriger l'allaitement artificiel avec les laits corrigés dans l'industrie.

	I	II	III	Jour	Nuit
1er jour......	4 ×	8 =	32	....	.....
2e jour.......	6 ×	20 =	120	toutes les 3 heures	0 fois
3e jour.......	7 ×	50 =	350	.... id.	1 fois
4e jour.......	7 ×	60 =	420	.... id.	id.
1er mois.....	7 ×	80 =	560	.... id.	id.
2e mois......	7 ×	90 à 100 =	630 à 700	.... id.	id.
3e mois......	7 ×	100 à 120 =	700 à 840	.... id.	id.
4e et 5e mois.	7 ×	120 à 130 =	840 à 910	.... id.	id.
6e et 9e mois.	6 ×	150 à 170 =	900 à 1020	.... id.	0 fois

De tout ce qui précède, il résulte que si on pratique l'allaitement artificiel avec les laits de vache corrigés par des procédés industriels, cette table de l'allaitement naturel permettra de régler l'allaitement artificiel. Ainsi, si on emploie le lait humanisé

ou le lait maternisé, on donnera à un nourrisson de
3 mois, de 700 à 840 grammes de l'aliment par vingt-
quatre heures ; on donnera le biberon toutes les trois
heures pendant le jour et une fois pendant la nuit et
chaque fois on mettra dans le biberon de 100 à
120 grammes d'aliment.

Mais les chiffres du tableau précédent doivent être
modifiés si on se sert du lait de vache corrigé par le
coupage et l'addition de lactose. J'ai montré que pour
rectifier le chiffre de la caséine, il fallait ajouter au
lait environ un tiers d'eau ; c'est-à-dire mettre deux
parties de lait et une partie d'eau ; mais de cette manière, on diminue la quantité de sucre et de beurre.
Pour corriger la diminution du sucre, il faut ajouter
8 0/0 de lactose à l'eau qui sert au coupage. Quant au
déficit en beurre, j'ai dit que dans les méthodes des
coupages, nous ne possédions aucun moyen direct
pour le compenser. Mais nous avons un moyen in-
direct, c'est d'ajouter 10 0/0 au lieu de 8 0/0 de lactose.

Pour fixer les doses de lait coupé, nous sommes
forcés de nous contenter d'inductions approximati-
ves. Voici un tableau qui permettra de régler l'allaitement par le lait coupé et additionné de lactose.
Pour établir les chiffres qu'on y trouve, j'ai pris
comme point de départ ceux qui sont fournis par le
tableau de l'allaitement maternel et je les ai modifiés d'après ce que m'a appris l'observation.

Tableau pour l'allaitement artificiel avec le lait de vache coupé et additionné de lactose.

AGE	Nombre de tétées en 24 heures	INTERVALLE DES TÉTÉES		COUPAGE	Quantité de lait corrigé ou pur pour une tétée	Quantité de lait corrigé ou pur pour 24 heures
		JOUR	NUIT			
1er jour.	3 ou 4	?	0 fois	Lait de vache. . . . . 1 Eau lactosée à 10 °/₀ 1	10 gr.	30 à 40 gr.
2e jour.	6	toutes les 3 h.	0 fois	id.	10 à 20 gr.	60 à 120 gr.
3e jour.	7	id.	1 fois	id.	40 à 50 gr.	280 à 350 gr.
4e jour.	7	id.	1 fois	id.	50 à 60 gr.	350 à 420 gr.
5e au 30e j.	7	id.	1 fois	Lait de vache . . . . 2 Eau lactosée à 10 ₀/°. 1	60 à 75 gr.	420 à 525 gr.
2e mois.	7	id.	1 fois	id.	90 à 105 gr.	630 à 735 gr.
3e mois.	7	id.	1 fois	id.	105 à 120 gr.	735 à 840 gr.
4e et 5e m.	7	id.	1 fois	id.	120 à 135 gr.	840 à 945 gr.
6e au 9e m.	6	id.	0 fois	Lait pur lactosé à 2 ₀/°	160 à 175 gr.	960 à 1050 gr.

Quelques remarques sur les tableaux précédents sont nécessaires.

1° D'abord, à quel moment doit-on donner sa première tétée au nouveau-né? L'enfant qui vient de naître ne manifeste d'appétit que 12 ou 15 heures après la naissance. Il convient de le laisser tranquille pendant la première demi-journée de sa vie ; qu'on ne lui donne ni lait, ni eau de fleur d'oranger, ni surtout de sirop de chicorée ; qu'on ne lui donne rien, pas même de l'eau pure. Après 12 ou 15 heures, lorsque l'enfant s'est débarrassé du méconium, de l'urine et des glaires, on donnera le premier repas; on fera prendre un mélange d'une cuillerée à café de lait stérilisé et d'une cuillerée à café d'eau lactosée bouillie ; 3 heures après on présentera un mélange fait avec une cuillerée à dessert de chaque, et ainsi de suite toutes les 3 heures pendant la seconde journée. Pour la suite, on se dirige d'après le tableau précédent. Jusqu'au 5° jour, on coupe le lait par moitié ; après, si l'enfant va bien, on doit le couper au 1/3. J'estime que dès la première tétée il faut essayer de donner l'aliment avec le biberon, pour y habituer l'enfant. Mais si celui-ci est faible ou inhabile à la succion, qu'on lui donne ses deux ou trois premiers repas à la cuiller.

2° Quant aux chiffres qui indiquent les doses d'aliment, il importe de dire qu'ils n'ont rien de fixe ; ils peuvent varier avec les individus et avec la richesse

du lait ; c'est au médecin qui surveille le nourrisson
à décider, d'après la courbe des poids et l'état des
fonctions digestives, s'il convient de les augmenter
ou de les diminuer. Ces chiffres ont le grand avantage de donner des moyennes et des points de repère ; je les changerai si on me prouve qu'il y a
mieux. Mais je trouve beaucoup trop élevés ceux
que donnent certains auteurs étrangers, particulièrement les allemands et les autrichiens. Dans une
brochure-réclame qu'on envoie aux médecins, on
trouve un extrait du mémoire de M. Escherich où il
est dit qu'on a donné un litre de lait centrifugé de
Gaertner à l'âge de cinq semaines, et plus d'un litre
à l'âge de sept semaines. Ailleurs un nourrisson
reçoit 2 litres à 6 mois. J'engage mes confrères fran-
çais à ne point s'aventurer à donner ces doses sans
surveiller de très près les nourrissons ; avec les
enfants de notre race, ils pourraient avoir de cruels
mécomptes.

Pour fixer les quantités de lait à donner dans les
premiers jours, on devra se diriger surtout d'après
le poids des enfants. Les chiffres qui sont indiqués
dans les tableaux précédents conviennent à ceux
qui, à la naissance, pèsent plus de 3 kilogrammes. A ceux qui pèsent à la naissance moins de
3 kilogrammes, donnez des quantités d'aliments
inférieures à celles qu'indiquent ces tables. Dimi-
nuez aussi ces chiffres dans le cas où la digestion ne

paraît pas s'opérer d'une manière absolument normale.

La proportion d'eau ajoutée au lait pourra aussi
varier suivant les cas. Par l'examen des matières
fécales du nourrisson, le médecin se rendra compte
de la manière dont la digestion s'opère, et il pourra,
au lieu du coupage général au tiers, revenir au coupage par moitié comme dans les premiers jours de la
vie, ou bien prescrire le coupage au 1/4, ou enfin
prescrire le lait pur avant le 6e mois.

Quand on emploie un lait corrigé dans l'industrie,
l'usage de ce lait peut être continué jusqu'au 9e mois ;
mais d'ordinaire à partir du 6e mois, on peut remplacer le lait corrigé par le lait stérilisé pur, administré suivant les règles indiquées dans le tableau
précédent.

3° Quant à l'intervalle des tétées, on ne donne le
sein ou le biberon que toutes les trois heures. La plupart des auteurs indiquent toutes les deux heures ou
toutes les deux heures et demie ; l'expérience m'a
appris que, sauf quelques cas exceptionnels signalés
plus loin, il y a tout avantage à éloigner les tétées plus
que ne l'indiquent les classiques ; d'un autre côté,
les lavages de l'estomac montrent qu'il faut environ
trois heures pour la digestion du lait dans la cavité
gastrique du nourrisson. Pour la nuit, une seule tétée suffit et ainsi est réduite la fatigue de la nourrice
ou de la personne chargée de donner le biberon. Si

on veut bien observer cette règle des intervalles, on n'aura qu'à s'en louer et on évitera bien des gastro-entérites dyspeptiques dont l'origine est dans la surcharge stomacale. Qu'on sache bien d'ailleurs qu'il est facile de régler un nourrisson; il suffit de se résigner à l'entendre crier un ou deux jours ou une ou deux nuits. Rien n'est plus funeste que l'habitude d'alimenter l'enfant pour l'empêcher de crier. Lorsqu'on est bien sûr que l'enfant ne crie que par caprice et non pour une autre cause, il faut le laisser crier et ne lui présenter son repas qu'à l'heure voulue. Au bout de très peu de temps, le nouveau-né ne se réveille que lorsque la pendule indique que l'heure du repas est arrivée.

4° Les tableaux précédents ne donnent d'indication que jusqu'au 9ᵉ mois. C'est qu'à partir du 10ᵉ mois, si l'enfant est sain, on peut joindre au lait une bouillie et je dirai dans un instant comment on procède alors.

Surveillance de l'allaitement. — La courbe des poids. — L'examen des matières fécales. — Pour avoir des notions précises sur le succès ou l'insuccès d'un allaitement, on doit examiner la courbe des poids et regarder fréquemment les garde-robes.

La méthode des pesées régulières et fréquentes donne de bons renseignements sur l'état de la nutrition de l'enfant.

Pendant les premières semaines, l'enfant doit

être pesé tous les jours ; à partir du second mois, trois fois la semaine ; à partir du troisième mois, deux fois la semaine ; à partir de six mois, une fois la semaine.

Le poids moyen à la naissance est de 3 kilogr. 250 grammes ; après la naissance, l'enfant perd de son poids jusqu'au moment de la chute du cordon ombilical, c'est-à-dire jusqu'au 3e ou 4e jour ; la perte totale est de 300 grammes au maximum. A partir du 3e ou 4e jour, le poids de l'enfant remonte ; il atteint le chiffre de la naissance vers le 10e jour environ. Dès lors le poids de l'enfant augmente régulièrement de 20 à 40 grammes par jour pendant les cinq premiers mois, de 10 à 15 grammes pendant les sept suivants, de façon qu'à un an, le poids est d'environ 9 kilogr., presque le triple du poids de la naissance. Les filles ont un poids un peu inférieur à celui des garçons.

Voici un tableau qui présente, en chiffres ronds, les poids moyens de 16 nourrissons dont j'ai pu me procurer les courbes d'accroissement ; ces nourrissons ont tous été élevés au sein et n'ont pas eu de maladies sérieuses.

	Garçons	Filles
Naissance	3 k. 250	3 k. »
10 jours	3 k. 250	3 k. »
30 —	3 k. 750	3 k. 500
60 —	4 k. 500	4 k. 250
3 mois	5 k. 250	5 k. »

		Garçons	Filles
4 mois	. . . .	6 k. »	5 k. 750
5 —	. . . .	6 k. 700	6 k. 450
6 —	. . . .	7 k. 150	6 k. 900
7 —	. . . .	7 k. 600	7 k. 350
8 —	. . . .	7 k. 900	7 k. 650
9 —	. . . .	8 k. 200	7 k. 950
10 —	. . . .	8 k. 500	8 k. 250
11 —	. . . .	8 k. 800	8 k. 550
1 an	. . . .	8 k. 950	8 k. 700
2 ans	. . . .	11 k. »	11 k. »

Chez les enfants soumis à l'allaitement artificiel, la progression est souvent moins régulière que dans l'allaitement au sein, et on est obligé pour bien juger de la croissance de comparer les chiffres de semaine à semaine, de mois à mois, et non d'un jour au suivant.

Lorsque le poids de l'enfant ne s'accroît pas suffisamment, il faut chercher s'il n'y a pas : 1° une erreur d'allaitement ; 2° une maladie du nourrisson. On recherchera si le lait est de bonne qualité, s'il est donné pur ou coupé (et de quelle manière), cru, bouilli ou stérilisé ; en quelle quantité et à quels intervalles. On recherchera aussi si on n'a pas donné trop tôt d'autres aliments que le lait. S'il n'y a pas eu d'erreur d'allaitement, et si le poids diminue, c'est que l'enfant est malade ; il faut alors l'examiner à ce point de vue pour découvrir la cause d'arrêt de la croissance.

Lorsque le poids de l'enfant s'accroît beaucoup

plus que ne l'indiquent les chiffres précédents, qu'on se garde de se réjouir trop tôt. Il y a beaucoup de chances pour que ce nourrisson gros, gras, obèse, soit un enfant suralimenté, déjà malade ou en imminence de maladie ; on le verra bientôt présenter des troubles digestifs, des stigmates de rachitisme, de l'eczéma. Les parents cherchent à cet état toutes les causes possibles (le froid, la dentition, etc.) ; ils ne songent pas que pour éviter ces désordres, il eût suffi souvent de régler l'allaitement, de ne pas donner de trop grandes quantités de lait à intervalles trop rapprochés.

Dans un bon allaitement, l'accroissement du poids doit se rapprocher beaucoup des chiffres que nous avons indiqués. Mais l'examen de la courbe des poids ne suffit pas et ne doit pas être pris pour un critérium absolu. Une croissance normale n'a une signification favorable que lorsque les garde-robes sont tout à fait naturelles. Si, en effet, en même temps que le poids augmente, les selles sont habituellement anormales, tantôt vertes, tantôt blanches, tantôt mélangées de jaune et de blanc, la situation en apparence si favorable, pourra bientôt devenir très mauvaise. L'enfant dont le poids augmente, mais dont les selles sont souvent anormales, ne tarde pas à présenter des troubles sérieux ; un jour vient où le poids n'augmente plus. On doit craindre alors que la cachexie ne s'établisse et ne poursuive ses effets jusqu'à la mort.

Donc, pour bien surveiller un allaitement, il ne faut pas se borner à examiner la courbe des poids ; il faut aussi s'informer des caractères des matières fécales des nourrissons.

Deux signes ont encore une valeur pour apprécier le succès plus ou moins considérable de l'allaitement artificiel et on ne devra pas manquer de les rechercher. D'abord, l'éruption dentaire : les premières incisives doivent sortir à 7 mois ; s'il y a retard, surtout retard un peu marqué, on ne doit pas être satisfait. Ensuite, l'état de la grande fontanelle ; celle-ci commence à se rétrécir vers le 6ᵉ mois et elle se ferme entre 15 et 18 mois ; s'il y a retard notable dans les progrès de son occlusion, on devra souvent incriminer un allaitement défectueux.

ALIMENTS AUTRES QUE LE LAIT. — EPOQUE OU ON PEUT EN COMMENCER L'USAGE. — Jusqu'au 10ᵉ mois, le lait doit être la seule nourriture de l'enfant. On peut commencer à donner une bouillie à cet âge, lorsque le nourrisson est sain, ne présente pas de troubles digestifs, et possède au moins 4 incisives. Dans les cas contraires, il vaut mieux attendre jusqu'aux 12ᵉ ou 14ᵉ mois et jusque-là on continuera à ne donner que du lait à la dose de 1000 ou 1200 gr. par jour.

Pour faire la première bouillie, je conseille l'emploi d'une des substances suivantes : farine de froment séchée au four ; farine lactée stérilisée ; racahout ; arrow-root.

Je repousse l'usage de la farine d'avoine, conseillée par beaucoup d'auteurs ; elle est indigeste. Les fécules de pomme de terre, ou de riz, ou d'arrow-root, sont pauvres en azote et en sels ; elles ne conviennent qu'à quelques enfants dyspeptiques ; l'arrow-root est alors celle qui est le mieux digérée.

Bouillie à la farine de froment : 5 cuillerées à soupe de lait et 1 cuillerée à soupe de farine de froment séchée au four : un peu de sel et de sucre ; plus tard un peu de beurre.

Bouillie à la farine lactée : On prépare la farine lactée avec du lait concentré dans le vide, du pain cuit ou de la farine torréfiée et du sucre ; il faut employer de préférence les farines lactées stérilisées ; 1 cuillerée à soupe pour 5 *d'eau*.

Bouillie au racahout : le racahout est une farine composée de cacao, fécule de pomme de terre, fécule de riz, sucre, vanille, et parfois salep ; 1 cuillerée à soupe pour 5 de *lait*.

Bouillie à l'arrow-root : l'arrow-root est une fécule extraite du rhizome des plantes appelées *Maranta*, qui croissent à la Jamaïque ; comme les fécules de pomme de terre et de riz, elle est pauvre en azote et en sels ; mais elle a l'avantage d'être d'une plus grande finesse et d'être très facile à digérer ; cinq cuillerées à soupe de lait pour 1 d'arrow-root ; sucrez et ajoutez un peu de sel.

Au début, on cherchera à remplacer une tétée du matin par une de ces bouillies. Tout d'abord l'enfant n'en voudra prendre qu'une ou deux cuillers à café ; mais, si on ne se laisse pas rebuter, il finira par la prendre toute entière. Si l'enfant est difficile, on essaiera successivement toutes les formes que je viens d'indiquer et on adoptera celle que l'enfant prend le plus volontiers. Quand l'enfant n'ingère qu'une faible portion de sa bouillie, il est bon de compléter son repas par du lait ; quand il la prend toute, on supprime une tétée. Après ce repas, il faudra attendre 4 heures avant de donner le biberon.

Voici maintenant des menus qui pourront diriger l'alimentation jusqu'à la fin de la seconde année. Ils ne s'adressent qu'aux enfants sains ; ils n'ont d'ailleurs rien de fixe et serviront seulement de repère.

10 à 12 mois : une bouillie et cinq tétées de 200 grammes.

12 à 15 mois : deux bouillies plus abondantes et trois tétées de 200 grammes.

15 mois à 20 mois :
A 8 heures, bouillie.

A midi, panade au lait ou soupe au lait à la biscotte. La moitié d'un œuf à la coque donnée avec une petite cuillère (1) ; ou un peu de cervelle de mouton. Laissez grignoter un morceau de pain. Un peu d'eau bouillie, si l'enfant veut boire (un quart de timbale).

A 4 heures, 200 grammes de lait stérilisé.

A 7 h. 1/2, soupe au bouillon gras avec pain ou semoule, tapioca, vermicelle. Un peu de purée de pomme de terre au lait. Laissez grignoter un morceau de pain. Un peu d'eau bouillie si l'enfant veut boire.

(1) L'œuf est un excellent aliment ; mais il est des enfants qui ne le digèrent pas avant 2 ou 3 ans.

20 *mois à 2 ans*, augmentez la quantité des aliments précédents : donnez l'œuf entier ; donnez de temps à autre un peu de crême aux œufs.

A 2 ans, à un repas, on pourra donner un peu de viande (blanc de poulet ou noix de côtelette), on pourra donner des légumes verts, des gâteaux secs, de la gelée de fruits.

ALIMENTATION DES NOURRISSONS MALADES. — Les règles de l'allaitement doivent être modifiées dans certaines maladies des nourrissons. Je ne puis ici indiquer la conduite à tenir dans tous les cas que la clinique peut offrir au médecin. Mais le sujet est trop important pour que je ne donne pas quelques préceptes généraux qui pourront servir de guide dans la pratique.

Dans les maladies chroniques ou apyrétiques qui n'ont aucun retentissement sur les fonctions digestives, on doit s'en tenir aux règles de l'allaitement normal.

Dans les maladies fébriles et dans celles qui s'accompagnent de troubles digestifs, il faut presque toujours diminuer l'alimentation. Mais, chez les nourrissons, la diète est dominée par un précepte très important. *Il faut remplacer la quantité de lait qu'on ne donne pas par une quantité à peu près équivalente d'eau bouillie.*

On a beaucoup parlé naguère de l'inaptitude des nourrissons à supporter l'abstinence ; cette inaptitude est réelle, ou tout au moins, on peut dire qu'elle est plus marquée et d'une autre nature chez l'enfant que chez l'adulte ; ce que l'enfant supporte mal, c'est l'abstinence d'eau, bien plus que l'abstinence de lait. Ce fait est corrélatif d'un autre bien connu, à savoir que, dans les premières années de la vie, toutes les spoliations d'humeur sont bien plus nuisibles que dans l'âge adulte.

Dans les maladies fébriles, la diète doit être réglée d'après l'état du tube digestif. Mais même lorsque les fonctions de celui-ci sont peu troublées, il est bon de diminuer la quantité de lait en augmentant d'autant la quantité d'eau ; il est bon d'ajouter à celle-ci du sucre de lait comme dans l'allaitement normal ; car nous savons que les aliments sucrés stimulent la fonction anti-toxique du foie.

C'est surtout dans les troubles digestifs du nourrisson qu'il importe de régler le régime avec soin.

Dans les *gastro-entérites aiguës graves*, surtout lorsque l'enfant vomit tout ce qu'il ingère, une diète hydrique, de douze heures et plus, est la meilleure médication à employer tout d'abord. On met dans le biberon de l'eau bouillie pure ou une eau faiblement minéralisée et on le présente à l'enfant. On peut n'y joindre aucun remède. Mais quelquefois, il est utile de donner en même temps du calomel à doses faibles et fractionnées (3 à 5 centigrammes en 3 ou 5 doses, à une demi-heure ou une heure d'intervalle). A la reprise de l'alimentation, on procèdera avec prudence ; on espacera les tétées de 4 heures, et on coupera largement le lait soit avec de l'eau bouillie pure non lactosée (le sucre de lait est laxatif),soit avec de la décoction d'orge perlé, soit avec la décoction de farine de riz, suivant les indications qui suivent.

Il se produit fréquemment, chez le nourrisson, des *diarrhées légères et passagères*, avec ou sans vomissements ; elles répondent sans doute à des lésions légères et passagères de gastro-entérite ; si je ne leur donne pas le nom de *gastro-entérite aiguë légère*, c'est que l'existence de lésions n'est pas prouvée ; elle n'est que très probable. Ces diarrhées marquent d'ailleurs très souvent le début de gastro-entérites aiguës graves ou de gastro-entérites chroniques.

Dans ces cas, la diète hydrique absolue n'est pas nécessaire, mais on doit diminuer la quantité de lait et le couper avec de l'eau non sucrée ou avec des décoctions d'amylacés ; on peut même pendant un ou deux jours supprimer le lait et ne donner que ces dernières (1). Mais ceci veut quelques explications.

On conseillait beaucoup naguère de couper le lait destiné aux nourrissons atteints de troubles digestifs, non pas avec de l'eau, mais avec des décoctions diverses : décoction de gruau d'avoine, décoction

---

(1) J'ai abandonné l'usage de l'eau albumineuse qui m'a paru favoriser les putréfactions gastro-intestinales.

d'orge mondé ou perlé, décoction de farine de riz, décoction de racine de guimauve, décoction de pain ou eau panée. Toutes ces substances renferment deux éléments principaux : de l'amidon et une matière gommeuse qu'on nomme le mucilage. Ces deux éléments passent à bon droit pour être anti-diarrhéiques.

On cessa complètement d'employer les décoctions d'amidon, il y a une vingtaine d'années, sur la foi de certains auteurs qui prétendirent que, dans les six premiers mois de la vie, l'enfant ne pouvait digérer les amylacés, c'est-à-dire les saccharifier ; on disait que le nouveau-né et le nourrisson n'avaient, pour cela, ni assez de diastase salivaire, ni assez d'amy-lapsine pancréatique. L'assertion a été contestée. M. Heubner vient de la ruiner. En réalité, les nou-veau-nés, dès la naissance, sécrètent assez de dias-tase salivaire pour transformer l'amidon en sucre. Il ne faudrait pas en conclure que l'on peut nourrir les jeunes enfants avec des farineux.

M. Heubner a vu que les enfants nourris uniquement avec de l'eau de riz pendant un ou deux jours, digéraient très bien, mais diminuaient de poids. Il n'a pas poursuivi l'expérience et il n'est pas sûr que s'il l'avait prolongée, la digestion n'eût pas été troublée. En outre, on ne peut donner au jeune enfant qu'un liquide contenant 5 à 6 0/0 d'amidon, et le nourrisson ne peut absorber plus d'un litre de liquide par jour ; donc on ne pourrait faire absorber à l'enfant que 60 grammes d'amidon par jour ; on ne lui donnerait avec un litre de liquide que 175 calories par jour, alors qu'avec un litre de lait de femme, il en reçoit près de 500. Par suite, avec une alimentation surtout féculente, l'enfant dépérirait très vite. Mais si l'alimentation par l'eau amidonnée ou l'eau de riz est insuffisante quand l'enfant est bien portant, elle est souvent très utile dans le cas de troubles gastro-intestinaux ; elle diminue le travail de l'estomac et de l'intestin puisque la transformation de l'amidon s'opère surtout par la salive.

Ceci établi, je ne crois pas que la décoction de guimauve ou l'eau panée puissent rendre de grands services.

La décoction de gruau d'avoine a été vantée à l'excès par Van Swieten qui la regardait comme un aliment de premier ordre. De nos jours quelques auteurs la conseillent encore pour les nourrissons constipés. Je l'ai prescrite quelquefois ; les enfants la supportèrent très mal ; quelques-uns furent même pris de vomissements et de diarrhée à la suite de son emploi. Peut-être était-on tombé sur du gruau d'avoine de mauvaise qualité. Mais, depuis, j'ai abandonné cet aliment.

Par contre, dans les diarrhées légères des nourrissons, la décoction d'orge ou de farine de riz rendent de réels services.

La décoction d'orge se prépare de la manière suivante : on fait bouillir une demi-heure deux cuillers à café d'orge perlé dans un demi-litre d'eau ; puis on passe au tamis. Le liquide renferme surtout de l'amidon, puis du mucilage, enfin une petite quantité de matière azotée (l'orge non dépouillé de son enveloppe en renferme beaucoup plus que l'orge perlé). Dans les diarrhées légères avec troubles gastriques, cette décoction servira à couper le lait ; elle aidera la digestion stomacale, car le mucilage favorise la division de la caséine coagulée.

Pour préparer l'eau de riz, on jette 60 grammes de farine de riz dans un demi-litre d'eau froide, on ajoute un demi-litre d'eau bouillante, puis on fait bouillir le mélange ; on passe ensuite dans une étamine claire. Cette décoction ne renferme guère que de l'amidon. Les troubles gastro-entériques légers cèdent souvent à une diète d'eau de riz pendant un ou deux jours ; à la reprise de l'alimentation, l'eau de riz peut servir à couper le lait.

Dans les *gastro-entérites chroniques,* le régime devra dépendre des causes, de la forme, du degré de la maladie et aussi de l'état cachectique concomitant. A un enfant atteint d'une gastro-entérite légère due à la suralimentation, il suffira souvent de prescrire le régime normal pour voir la santé se rétablir.

Dans les périodes de diarrhée intense ou dans les poussées aiguës, on mettra l'enfant au régime des gastro-entérites aiguës, légères ou graves. A un enfant très amaigri, dont le poids est très faible, on prescrira des doses d'aliment bien inférieures à celles qu'indique son âge et proportionnées à son poids (1).

Chez les nourrissons qui ont peu d'appétit, chez ceux qui sont constipés ou lientériques, on se trouvera bien d'ajouter au lait un peu de sel marin (Bouchut, Jacobi). Le chlorure de sodium stimule l'appétit, excite la sécrétion des glandes et facilite la digestion. Mais on ne doit le donner qu'à très faibles doses, car à doses un peu élevées, il est purgatif. On cite le cas d'une femme dont le nourrisson fut pris d'une très forte diarrhée ; à l'analyse on trouva dans son lait 8 0/0 de NaCl.

Chez les enfants constipés, il est utile, suivant le conseil de West, d'ajouter à chaque biberon 0,05 centigrammes de bicarbonate de soude ou de carbonate de magnésie.

Dans les cas de dyspepsie et de diarrhée très acides, on pourra ajouter au lait une cuillerée à café

(1) A titre de document, je rappelle ici le fait suivant. En 1818, Bretonneau, médecin de l'hôpital de Tours, fut frappé de la fréquence du tabes mésentérique des nourrissons (gastro-entérite avec cachexie) ; il l'attribua à l'usage du lait de vache ; l'idée lui vint d'administrer le lait coupé avec du bouillon ; Vauquelin lui déclara que ce mélange se rapproche beaucoup du lait de femme et qu'il n'en différait que par l'abondance des sels. Bretonneau affirme s'en être très bien trouvé.

d'eau de chaux par repas. Mais cette préparation a perdu une grande partie de son importance depuis l'emploi des laits stérilisés.

Aux enfants que l'on suppose prédisposés à la tuberculose, M. Daremberg conseille de donner du lait phosphaté, c'est-à-dire du lait d'une vache qui absorbe tous les jours 80 grammes de phosphate de chaux ou d'une chèvre qui en absorbe tous les jours 30 grammes. Mais M. Duclaux n'est pas sûr qu'une alimentation riche en phosphates augmente notablement la teneur du lait en acide phosphorique.

ALIMENTATION DES NOURRISSONS DÉBILES OU MALFORMÉS. — Les enfants nés avant terme et atteints de *débilité congénitale*, prennent quelquefois le sein ou le biberon aussi bien que les enfants normaux. Mais il en est qui n'ont presque pas la force de téter ; les muscles de la paroi buccale, ceux de la langue et du voile du palais semblent insuffisants pour opérer la succion ; la déglutition elle-même est souvent languissante. Non seulement ils ne prennent pas toujours le sein ou le biberon, mais l'allaitement à la cuiller peut être impossible. Ils boivent mal, bavent et rejettent le lait qu'on leur présente. Ils peuvent donc s'éteindre par inanition. Il faut alors les alimenter par le nez ou avec la sonde.

L'allaitement par le nez a naguère rendu des services. L'enfant étant couché sur le dos, on verse le lait dans la narine avec une petite cuiller ; ou bien, comme l'a recommandé le Dr Henriette (de Bruxelles) en 1853, on l'injecte doucement avec une petite seringue à bout arrondi ; le lait est aspiré, coule dans la gorge et est dégluti. Mais cette opération, d'ordinaire très facile et très simple, provoque quelquefois de la toux et de l'éternuement. Il faut craindre aussi la chute du lait dans les voies respiratoires qui s'opère aisément chez les nouveau-nés.

Aujourd'hui, le gavage à la sonde a détrôné l'allaitement par le nez.

Le gavage des enfants atteints de débilité congénitale, pratiqué pour la première fois par Marchand (de Charenton), employé par Rizzoli, Fabri, Belluzi, Legroux, a été érigé à la hauteur d'une méthode réglée par Tarnier.

L'appareil dont on se sert pour le gavage du nouveau-né est une réduction du tube de Faucher : une sonde uréthrale en caoutchouc rouge (n° 14 ou 16 de la filière Charrière), à l'extrémité de laquelle on adapte une cupule de verre de 100 grammes environ, qui sert d'entonnoir, ou à son défaut le bout de sein artificiel du Dr Bailly. La sonde s'introduit facilement dans l'œsophage par la bouche. Après un trajet de 15 centimètres à partir des lèvres, son extrémité est dans l'estomac. Quand l'enfant est très petit et loin du terme, on lui donne 8 grammes de liquide toutes les heures et demie ; plus grand, on lui donne 15 grammes toutes les deux heures. S'il vomit, on diminue la quantité. Le meilleur lait est celui de femme ; à son défaut, on emploiera soit le lait d'ânesse frais, non bouilli et coupé par moitié avec de l'eau lactosée à 10 0/0, soit le lait de vache stérilisé et coupé avec trois quarts d'eau lactosée. L'appareil doit être tenu très proprement.

Quand on pousse la suralimentation un peu trop loin, ou bien l'enfant présente des troubles digestifs, ou bien il survient des phénomènes singuliers dus à l'hypernutrition ; l'enfant grossit, devient bouffi, ce qui tient à un œdème généralisé (œdème d'hypernutrition) ; cet œdème disparaît si on diminue la quantité de lait.

Quand l'enfant devient plus fort, on alterne le gavage avec le sein ou le biberon (gavage mixte) ; on supprime progressivement le gavage, quitte à y revenir si la situation devenait moins favorable.

Le gavage est loin de réussir toujours. Certains prématurés n'en retirent aucun bénéfice ; ils vomissent, ils ont des selles blanches ou vertes ; leur poids diminue encore, ils se refroidissent et finissent par mourir ; les troubles persistent même lorsqu'on réduit à presque rien la quantité de lait ingérée.

Des difficultés peuvent surgir dans l'allaitement par le fait de malformations bucco-pharyngées.

Le *bec-de-lièvre* simple (fissure labiale) n'est pas d'ordinaire un obstacle à la succion ; de même la simple fissure du voile du palais. Mais le bec-de-lièvre labio-platin avec cloaque naso-buccal, empêche la succion ; il ne faut pas songer alors à allaiter avec le biberon ; il faut recourir à la cuiller ; et l'alimentation à la cuiller réclame de la personne qui en est chargée beaucoup de soins, de propreté, de patience et de dévouement.

La *brièveté du frein de la langue* a été accusée longtemps d'être un obstacle à la succion. Aussi le coupait-on à presque tous les nouveau-nés, lorsque J. L. Petit démontra, dans la première moitié du XVIIIe siècle, que l'opération du « filet », d'ordinaire inutile, est quelquefois dangereuse (1). Même quand le frein est très court et s'insère à la pointe de la langue, il n'est pas un obstacle à la succion ; cela se conçoit si on remarque avec Escherich que, dans cet acte, les enfants ne retirent pas la langue, mais impriment au maxillaire inférieur un mouvement de recul. Pour

(1) Sur cette question, on lira avec fruit le mémoire de J. L. Petit que la *Revue d'obstétrique et de pédiatrie* a eu l'heureuse idée de rééditer : *Observations anatomiques et pathologiques sur la maladie des enfants nouveau-nés qu'on appelle filet* (*Revue d'obst. et de péd.*, 1890, p. 175, 236, 269). C'est J. L. Petit qui a inauguré les deux ailerons qui terminent nos sondes cannelées pour faciliter la section du frein ; comme c'est lui qui a protesté le premier contre l'abus de cette section, son invention n'a plus guère été qu'une sorte d'ornement conservé par la tradition.

ma part, je n'ai jamais rencontré l'indication de sectionner le frein de la langue.

Il est bon que le médecin assiste parfois au repas d'un nourrisson malade ; il lui arrivera ainsi de dépister une stomatite qui rend la succion difficile, une angine qui rend la déglutition douloureuse, une rhinite ou une rhino-pharyngite qui bouche le nez et ne permet pas à l'enfant de respirer pendant qu'il tète.

Quand on donne les premières bouillies , on éprouve parfois quelques difficultés à les faire ingérer au nourrisson. Mais si celui-ci est sain, ces difficultés sont assez rapidement vaincues. Il n'en est plus de même avec les idiots et les hydrocéphales ; il est très difficile de leur apprendre à déglutir des aliments demi-solides et on en voit qui, âgés de plus de deux ans, ne veulent encore que le sein ou le biberon.

Telles sont les règles de l'allaitement artificiel. Si on les suit rigoureusement, on aura de grandes chances de réussir. Mais il suffit d'évoquer quelques souvenirs de pratique pour se convaincre qu'elles sont presque toujours violées. Si on veut mettre les parents dans l'état d'esprit qui convient, il faut les persuader qu'il est très compliqué d'élever un enfant sans le secours du sein maternel. Quand la mère manque ou se refuse à son devoir, tout est artificiel, comme le dit M. Duclaux, tout, jusques et y compris la nourrice étrangère. Or l'artificiel ne réussit que s'il est réglé par des préceptes minutieux. Pour l'allaitement artificiel, il faut que le médecin exerce une active surveillance et multiplie les explications ; il faut que la personne chargée de s'en occuper, ne soit pas trop dépourvue de jugement, qu'elle soit dévouée et ne plaigne pas sa peine.

Grâce aux recherches modernes, grâce surtout aux découvertes de Pasteur, nous avons pu préciser les meilleures règles de l'allaitement artificiel. Or, voici un résultat imprévu intéressant : la connaissance de ces règles pourra favoriser l'allaitement maternel et permettre de le généraliser.

ALLAITEMENT MIXTE. — Lorsqu'une mère veut nourrir et que le médecin n'y voit aucun obstacle, il arrive parfois, surtout s'il s'agit d'une femme primipare, habitant une grande ville, il arrive que dans les premiers temps de la nourriture, la sécrétion lactée est plus ou moins pauvre. Il est facile, par les pesées avant et après la mise au sein, de s'assurer que l'enfant prend ou ne prend pas la quantité de lait nécessaire. Si le repas est insuffisant, on viendra en aide à la mère en ajoutant au repas maternel une certaine quantité de lait de vache stérilisé et corrigé d'après les indications précédentes ; on pourra soit en donner après chaque repas, soit supprimer deux ou trois mises au sein et les remplacer par le biberon ; c'est l'*allaitement mixte*. De cette manière l'enfant augmentera de poids régulièrement. Comme il continue à téter, et comme la sécrétion lactée résulte d'un acte réflexe dont le point de départ est la succion du mamelon, il arrive très souvent qu'après 10 ou 15 jours, les seins de la mère se remplissent de lait et fournissent désormais suffisamment. J'ai suivi plusieurs mères qui, après avoir pratiqué l'allaitement mixte pendant une quinzaine de jours, ont fait ensuite à elles seules d'excellentes nourritures.

C'est déjà un beau résultat. Mais il y a mieux. Une femme qui a pu faire une première nourriture, fait beaucoup plus facilement les suivantes : c'est l'observation qui l'apprend. On voit quels bénéfices on retire de l'allaitement mixte.

L'allaitement mixte est aussi très utile en cas de gerçures du mamelon ; il permet un repos relatif au sein maternel et par suite une guérison plus rapide. En passant, je recommande, en cas de gerçure du mamelon, de ne pas se borner à appliquer des antiseptiques non irritants sur le mamelon, mais encore de désinfecter la bouche du nourrisson par des attouchements avec une solution de sublimé corrosif à 1 pour 4000. La cicatrisation se fera beaucoup plus vite. L'allaitement mixte peut encore être employé lorsque, pour une raison quelconque, la sécrétion lactée de la nourrice diminue : il facilite la transition de l'allaitement maternel à l'allaitement artificiel ou au sevrage.

Donc, n'hésitons pas à conseiller l'allaitement maternel, puisque nous sommes prêts à venir en aide aux mamelles à sécrétion insuffisante.

Si nous parvenons à convaincre les mères qu'elles doivent et qu'elles peuvent nourrir leurs enfants, nous aurons rendu un grand service. Les éleveurs nous ont appris qu'on peut créer des races de vaches très bonnes laitières. Par l'allaitement mixte qui nous permet d'encourager l'allaitement maternel, nous arriverons peut-être, après plusieurs générations, à faire de toutes les femmes bien portantes de bonnes nourrices.

APPENDICE

Le lait condensé peut-il servir dans l'allaitement artificiel ?

Appert et Martin de Lignac ont eu les premiers, il y a long-temps, l'idée de concentrer le lait, c'est-à-dire de le dépouiller de son eau par la chaleur et par le vide, après l'avoir préalablement additionné d'une grande quantité de sucre de canne. On le livre dans des boîtes métalliques fermées par soudure ; il a l'aspect d'une pâte blanchâtre, de consistance mielleuse. La fabrication du lait concentré a récemment fait des progrès ; on est parvenu en particulier à se passer de l'addition de saccharose. Ce lait condensé est privé de microbes, car il a subi l'action de la chaleur. Il subit parfois des altérations qui, d'après M. Cassedebat, ne seraient pas microbiennes et ne le rendraient pas toxique. Pour s'en servir, on conseille d'ajouter à une cuillerée à soupe du produit quatre cuillerées à soupe d'eau chaude.

Mais avec ce mélange, on est loin de la composition ordinaire du lait. C'est ce que montrent les analyses de **M. Duclaux**.

Les laits condensés avec addition de sucre de canne renferment d'après **M. Duclaux** :

Eau.	25,1
Graisse	10,9
Caséine	11,9
Sucres de lait ou de canne	48,7
Cendres	2,4
	100

Les laits condensés sans addition de sucre de canne renferment, d'après **M. Duclaux** :

Eau.	48,6
Graisse	15,7
Caséine	17,8
Sucre de lait.	15,4
Cendres	2,5
	100

En effectuant la dilution de ces derniers comme le prescrit l'étiquette des boîtes, on a un liquide qui renferme par litre : 31 grammes de graisse ; 35 grammes de caséine ; 30 grammes de lactose. Il n'est donc pas possible de faire servir le lait condensé à l'allaitement artificiel. En fait la plupart des médecins d'enfants se sont élevés contre son emploi. Cependant M. Flamain (de Châlon-sur-Saône) a recommandé de s'en servir, particulièrement contre les diarrhées d'été. Il nous semble que, comme ce produit se conserve très bien, mieux même, dit-on, que le lait stérilisé, on pourra l'utiliser, dans quelques cas exceptionnels et pour peu de temps, en voyage, sur mer ou aux colonies par exemple. Il faut savoir que le lait concentré est d'un prix élevé et qu'il est parfois l'objet de falsifications.

DUCLAUX. — Principes de laiterie.

CASSEDEBAT. — Altérations du lait concentré. *Revue d'hygiène*, 1892.

LEZÉ. — La laiterie moderne et l'industrie du lait concentré. *Revue générale des sciences*, 30 juin 1895, p. 539.

LAURENT. — *Normandie médicale, 1893*, n° 2.

FLAMAIN. — *Ibid.*, n° 4.

TABLE DES MATIÈRES

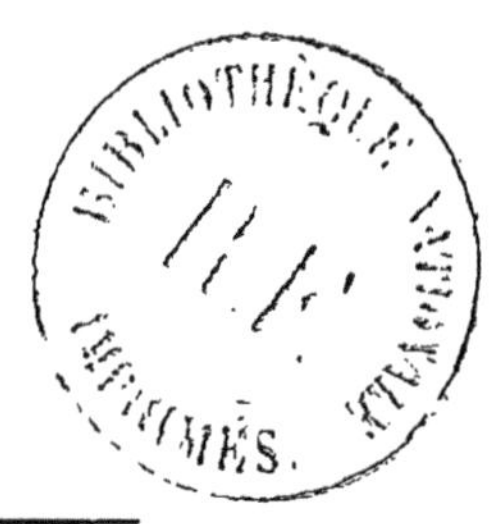